10대도 피곤하다

KB192404

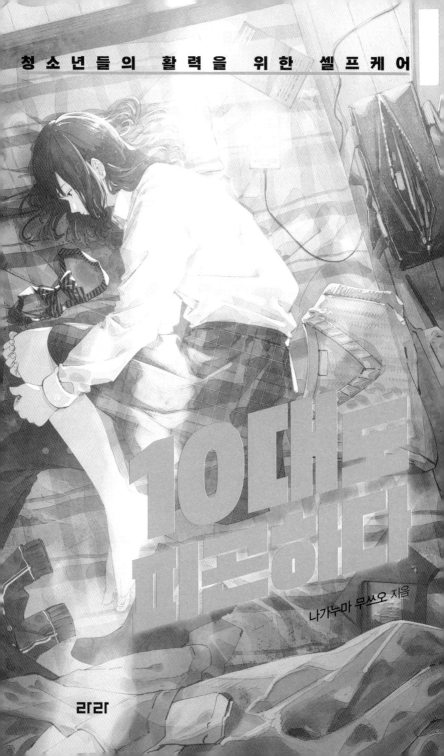

먼저 이 책을 펼친 10대들에게 이렇게 묻고 싶습니다.

요즘 학교에 잘 다니고 있나요? 몸이 안 좋아서 힘들지는 않나요?

혹시 특별한 이유도 없는데 계속 컨디션이 저조해서 힘든 적은 없었나요? 아니면 몸이 무겁고 늘어져서 앉아있을 수 없다거나, 학교만 가면 피곤하고 만사가 다 귀찮아 사는 게 힘들다고 생각한 적은 없었나요?

이런 문제로 고민하는 10대 청소년이 건강과 웃음을 되찾기를 바라는 마음으로 이 책을 썼습니다. 물론 10대가 아니더라도 만성 피로에 시달리거나 몸이 좋지 않아서 고민이었다면 분명 당신에게도 도움이 될 이야기지요.

저는 홋카이도 오비히로시에서 정신건강의학과를 운영하는

의사입니다. 성인 환자를 진찰하기도 하지만, 소아 전문 병원이다 보니 주로 어린아이나 10대 청소년 환자를 많이 보는 편이지요. 그런데 최근 들어 특별한 이유 없이 피곤하고 몸이 좋지 않아서 일상생활조차 하기 힘들다고 호소하는 환자들이 자주 병원을 찾아옵니다. 보통은 다른 진료과에서 검사를 받았으나 특별한 이상을 발견하지 못해 오는 경우가 대부분입니다. 심리적인 문제로 보이니 정신건강의학과의 진료를 받아보라는 소견을 듣고 우리 병원을 찾아오는 것이지요.

요즘은 '마음의 병'이라는 말을 어디서나 자연스럽게 씁니다. 그러나 사실 인간의 몸과 마음은 따로 떨어져 있지 않습니다. 마음에 병이 생기면 반드시 몸 어딘가에 이상이 나타나기 마련입니다. 다시 말해 '마음의 병'이라고 해서 마음만 아프지는 않다는 이야기입니다. 이와 같은 이유로 저는 환자를 진료할 때 항상 몸과 마음의 상태를 함께 봐야 한다고 생각합니다.

우리의 몸과 마음은 '뇌'라는 장기와 이어져 있습니다. '뇌-마음-신체의 연결'이라는 관점에서 문제를 바라보면 원인 불명의 컨디션 난조나 피곤함, 과민성 증상들이 발생하는 원인을 설명할 수 있지요. 그래서 지금부터 이 책을 통해 우리를 힘들고 괴롭게 만드는 원인 불명의 컨디션 난조에서 벗어나는 방법을 소개하려고 합니다.

이 책은 총 2부로 구성되어 있습니다. 전반부에 있는 '지식편'에는 우리 몸이 어떤 원리로 피곤과 이상을 느끼는지에 관한 이론적 설명을 담았습니다. 문제에 대해 알고자 하는 마음은 늘 해결을 향한 첫걸음이 되는 법이니까요.

우리 뇌를 이루는 부분들의 명칭과 생소한 의료 전문 용어가 등장하다 보니 약간은 어렵다고 느낄 수도 있습니다. 하지만 처음부터 완벽히 이해할 필요는 없으니 걱정하지 않아도 됩니다. 핵심은 '왜 그럴까?'라는 의문을 가지고 해답을 찾아보려는 마음에 있으니까요.

밤하늘에 수놓아진 별을 보고 별자리를 찾을 수 있는 이유는 그 별자리에 관해 우리가 알고 있기 때문입니다. 별자리에 관해 아무것도 모른다면 밤하늘을 아무리 올려다보아도 보일 리 없지요. 별에 관해, 별자리에 관해 알고 싶어 하는 사람만이 별자리를 기억하고 찾아낼 수 있는 법입니다. 우리 몸도 마찬가지입니다. 처음에는 어렵겠지만 새로운 지식을 알면 알수록 더 많이 알고 싶고, 더 깊이 이해하고 싶어질 겁니다. 그렇게 관심과 의욕이 생기면 자기 몸과 몸에 나타나는 증상을 제대로 파악할 수 있습니다.

그다음 후반부는 '실천편'입니다. '실천편'에는 컨디션을 되찾기 위한 다양한 셀프 케어 방법을 담았으니 반드시 실천해 보기를 바랍니다. 지식은 실천했을 때 비로소 우리를 도와주는 '지혜'가 되니까요.

이유 없이 피곤하고 몸이 좋지 않았던 이유가 스트레스 반응 때문이라는 사실을 이해한 다음, 이 책에서 소개한 **셀프 케어 방법을 실천하면 조금씩 건강한 몸과 마음을 되찾을 수 있을 겁니다.** 기분이 상쾌해질 뿐만 아니라 머리도 맑아지고 몸도 가벼워질 테지요. 간신히 버티고 있는 지금의 현실에서 벗어나 편안하고 즐겁게 살고 싶다면 이 책에서 힌트를 찾아 당신만의 비법을 만들어 보면 어떨까요.

저는 모든 청소년이 불안하고 우울한 상태에서 벗어나 매일 밝게 웃으며 희망이 넘치는 하루를 보내기를 진심으로 바랄 뿐입니다.

목차

내 몸에서 무슨 일이 일어나고 있는 걸까?
컨디션 난조의 이유를 알아보자

part.1

지식편

1

학교에 가지 못하는
아이들

왜 학교에 갈 수 없을 만큼 컨디션이 안 좋을까?

최근 두통과 현기증, 불면증, 브레인포그머리가 몽롱한 상태, 통증, 피로, 과민성 증상들을 동시에 겪으며 힘들어하는 청소년들이 눈에 띄게 늘고 있다. 그렇다고 병원에 가서 정확한 진단을 받고 바로 치료할 수 있는가 하면, 사실 그렇지 못 한 경우가 더 많다. 들어가는 글에서도 말했듯이 대부분 "심리적인 증상으로 보이니 정신건강의학과 진료를 받아보세요."라든지 "사춘기 때 나타날 수 있는 증상이니 시간이 지나면 괜찮아질 겁니다."라는 말을 듣게 된다. 결국 답답한 마음에 원인을 찾아 여러 진료과를 전전할 수밖에 없다.

학교에 다니다 보면 친구들과 사이가 좋지 못하거나 괴롭힘을 당할 수도 있고, 선생님과 의견 충돌이 잦을 수도 있으며, 수업을 따라가지 못해서 힘들 수도 있다. 시험 보기 싫은 마음은 누구나 다 마찬가지다. 다만 이처럼 인간관계나 학업 관련 문제로 등교를 거부하는 학생은 적어도 본인의 의지로 학교에 가기 싫어서 가지 않는다. 하지만 몸이 안 좋아서 등교할 수 없는 학생은 본인이 학교에 가기 싫어서 가지 않는 것이 아니다.

'몸이 나아지면 학교에 가야지.' '내일은 꼭 가자.' '다음 주에는 진짜 꼭……' 매일 자기 전에 마음을 굳게 먹지만, 막상 아침에 눈을 뜨면 도저히 몸을 일으킬 수 없을 뿐이다. 그렇게 하루 이틀, 결석일이 늘어나게 된다.

그 와중에 "그냥 게으름피우고 싶은 거 아니야?", "별로 아파 보이지도 않는데?", "엄살 부리는 거지?", "다 의지가 약해서 그래."라는 소리까지 들으면 안 그래도 몸이 안 좋아서 힘든 와중에 마음 속 깊은 상처까지 얻게 된다.

도대체 내 몸에서 무슨 일이 일어나고 있는 걸까? 증상은 사람마다 다르다. 하지만 모두에게 나타나는 공통점이 있다. **스트레스 반응으로 뇌와 몸에 염증이 발생하고, 우리 몸의 자동 조절 기능에 이상이 생겨 뇌와 장기가 제대로 작동하지 않는다**는 점이다. '염증'이라는 말을 처음 들었다면 정확히 어떤 질병인지 몰라서 덜컥 겁이 날 수도 있지만, 부스럼이나 종기가 생겼다는 말이 아니니 크게 불안해할 필요는 없다.

다만 염증을 방치해서 만성이 되면 심각한 질병으로 번질 수도 있다. **조기에 발견해서 하루라도 빨리 치료하는 것이 중요하다.** 나는 이 책을 통해 '만성 염증'을 키워드로, 우리 몸이 원인 불명의 이상을 일으키는 원리를 알기 쉽게 설명할 생각이다.

우선은 우리 몸에서 무슨 일이 벌어지고 있는지부터 살펴보자. 편안하고 쾌적한 생활을 원한다면 먼저 우리 몸부터 알아야 한다.

☙ 스트레스란 무엇일까?

먼저 '스트레스'에 관해 이야기해 보자. 일반적으로 우리의 몸과 마음을 둘러싼 환경이 주는 자극을 '스트레스 자극'이라고 한다. 교우관계가 원만하지 않고 반에 잘 적응하지 못하거나, 선생님을 대하기 어렵고, 동아리 선후배 관계에 문제가 있을 때, 쉽게 말해 인간관계로 고민할 때 우리는 스트레스를 받는다. 수업을 따라가지 못하거나 특별히 어려운 과목이 있을 때, 성적이 떨어지거나 시험이 코앞인데도 의욕이 생기지 않을 때 느끼는 학업 관련 불안과 걱정 또한 스트레스 자극이다.

그 밖에도 진로에 대한 걱정과 체형이나 외모에 대한 고민, 가정 문제로 스트레스를 받는 청소년도 있고, 감각이 예민한 탓에 남들은 대수롭지 않게 넘기는 일에도 민감하게 반응해서 금세 지치는 사람이 있다.

일반적으로 스트레스라고 하면 심리적인 문제를 떠올리지만, 이뿐만 아니라 소리나 빛 혹은 기압과 같은 물리적인 요소, 냄새나 맛, 약물과 같은 물질적인 요소, 감염이나 외상과 같은 염증 요소, 탈수나 저혈당 또는 알레르기와 같은 신체적 요소 또한 모두 스트레스 자극이 된다. 그리고 우리 몸이 이러한 스트레스 자극에 노출되었을 때 뇌와 몸이 싫고 불쾌하다고 느껴서 보이는 반응을 '스트레스 반응'이라고 한다.

우리는 별생각 없이 '스트레스'라는 용어를 쓰고, 스트레스를 받는다는 것 자체가 정신적인 부담을 주는 일이라고 생각하지만, 사실 스트레스란 몸과 뇌를 기분 나쁘고 불쾌하게 만드는 자극을 말한다. 따라서 심리적인 부분만이 아니라 실제 몸에도 영향을 미친다.

특히 여러 스트레스 요인이 겹치거나 한 번에 극심한 스트레스를 받는 경우, 반대로 오랜 기간에 걸쳐 스트레스가 쌓일 때도 마찬가지다. 몸과 뇌에 생긴 염증이 만성적으로 굳어져서 몸 상태를 조절하는 자동 조절 기능에 이상이 생기고, 결과적으로 장기적인 컨디션 난조를 초래하는 것이다 자동 조절 기능에 관해서는 2장, 만성 염증에 관해서는 3장에서 자세히 살펴보자.

스트레스를 심리적인 문제로만 봐서는 안 된다. 실제로 몸과 뇌의 건강을 해치는 요인이 될 수 있다는 사실을 명심하기를 바란다.

● 장 트러블은 장만의 문제가 아니다

긴장만 하면 배가 아픈 사람들이 있다. 특히 10대 청소년 중에 이런 증상으로 힘들어하는 학생들이 상당히 많다. 복통이 자주 발생하고 설사와 변비가 번갈아 나타나는 게 대표적인 증상이다. 변비로 고생했는데 갑자기 설사를 하기도 한다. 배가 항상 빵빵하고 가스방귀가 자주 나온다. 이른바 '장 트러블'이라고 부르는 이 증상들은 '**과민 대장 증후군**'이라고 부른다.

과민 대장 증후군은 만성적인 스트레스 반응으로, 자율신경의 자동 조절 기능에 이상이 생겼거나 장내 세균총장내 플로라의 불균형, 장 점막에 발생한 만성 염증이 원인이 되어 발생한다고 알려져 있다.

원래 장은 부교감신경이 활성화되면 활발히 움직이고, 교감신경이 활성화되면 움직이지 않는다. 따라서 과도한 긴장으로 교감신경이 지나치게 활성화되면 장운동이 억제되어 변비가 생기고 식욕이 떨어진다. 반대로 긴장을 풀기 위해 부교감신경이 활성화되면 장운동이 촉진되어 복통이나 설사가 일어나기도 한다.

이렇듯 상황에 따라 **계속 변화를 겪다 보면 장은 결국 스트레스 자극에 예민해지고 약한 자극에도 반응하게 된다.** 예를 들어 긴장되는 상황에서 '지금 배가 아프면 안 되는데.'라는 생각만 해도 벌써 장이 반응하기 시작한다.

참고로 장 트러블은 자율신경에 생긴 이상에 따라서 설사를 일으키는 유형과잉과 변비에 걸리는 유형정지, 번갈아 가면 나타나는 유형전환, 동시에 나타나는 유형난조으로 나눌 수 있다. 또한 스트레스 반응은 교감신경을 통해 위에도 영향을 미쳐서 식욕을 떨어뜨리거나 속이 더부룩한 증상을 일으키기도 한다.

증상이 이렇다 보니 과민 대장 증후군인 사람은 늘 장 상태에 신경을 곤두세우지만, 사실 과민 대장 증후군은 장 트러블만이 아니라 그 밖에 다양한 증상을 동반하기도 한다. 권태감, 불면증, 신경과민, 두통, 현기증, 머리가 몽롱한 상태와 같이 만성 피로 증후군에서 흔히 보이는 증상들도 나타날 수 있다.

몸이 안 좋은 원인과 그에 따라 나타나는 증상은 단순히 신체적인 문제만이 아니다. 다양한 증상이 복합적으로 나타난다면 뇌에도 만성적인 염증이 생겨서 영향을 미친다고 봐야 한다. 하지만 일반적으로 이런 증상들이 뇌에 생긴 염증 때문에 나타난다고 생각하는 사람은 거의 없다.

몸과 뇌는 밀접하게 연관되어 있으며 서로에게 영향을 미친다.

특히 뇌와 장 사이의 관계와 상호작용은 양방향이며 다른 무엇보다 밀접하다. 따라서 몸 상태를 파악할 때는 기본적으로 몸과 뇌는 '상호관계'라는 관점에서 살펴야 한다.

● 혈압과 맥박만으로 설명할 수 없는 '기립성 조절 장애'

특히 한창 성장하는 시기인 10세에서 16세 사이에 '몸이 안 좋아서 아침에 일어나기 힘들다.'고 호소하는 청소년들이 많다. 두통이나 현기증을 일으키기도 하고 일어서려다가 어지러워서 휘청할 때도 있다. 일어설 수가 없으니 당연히 학교에 갈 수 없고, 결석 기간이 길어지다가 결국 방에서 나올 힘조차 내지 못하는 상황에 놓이기도 한다.

이때 병원에 가면 대부분 '기립성 조절 장애'나 '기립성저혈압', '기립성 못견딤증'이라는 병명을 진단받는다. 일어섰을 때 혈압과 맥박의 변화를 측정하는 검사에서 자율신경계의 반응이 이상 수치를 보이면 객관적인 기준에 따라 해당 질병으로 진단할 수 있다. 진단이 내려지면 의사는 일반적으로 치료를 위해 혈압을 올리는 승압제를 처방한다.

물론 약을 통해 일어서다가 휘청이거나 현기증이 일어나는 증상이 사라지고, 아침에 가뿐하게 일어날 수 있을 정도로 증상이 완화되기도 한다. 하지만 대부분은 약을 먹어도 몸 상태가 완전히 회복되지 않는다.

주로 사춘기에 발생하는 이런 증상의 원인은 사실, 단순히 심혈관계 자율신경의 이상만으로는 설명할 수 없다. **혈압을 올리는 약만으로는 문제를 본질적으로 해결할 수 없다**는 말이다. 서양의학에서 처방하는 약은 기본적으로 '대증요법symptomatic treatment'을 바탕으로 한다. 대증요법은 질병의 원인을 밝혀서 근본적으로 몸 상태를 개선하는 치료법이 아니라 발생한 증상에 초점을 맞춰 증상을 없애거나 완화하는 치료법이다. 다시 말해 근본적으로 질병을 치료하는 방법이 아니다.

기립성 조절 장애로 진단받은 사람에게는 혈압이나 맥박에 발생한 이상만이 아니라, 자율신경계 이상으로 인한 다양한 증상이 잠재되어 있을 수 있다. 따라서 시야를 넓혀서 몸 상태를 살피고 근본적인 개선책을 찾아야 한다.

모든 질병이 마찬가지겠지만, 질병은 결과이며 다양한 원인이 모여서 발생한다. 또한 원인도 있지만 질병이 발생한 의미도 있다. 원인과 의미를 파악하지 않은 채로 결과에만 집중하면 결국 똑같은 문제가 다시 발생한다. 나무나 꽃이 생기를 잃었을 때 토양이나 물, 햇빛, 온도와 같이 주변 환경이 적합한지 확인하는 것과 같은 개념이다.

아침에 일어나기 힘들고 현기증이 나는 증상은 '빙산의 일각'

일 수 있다. 혈압이나 맥박에 변동이 생기는 증상에만 신경 쓰다가 정작 과도한 스트레스로 뇌에 생긴 만성 염증을 놓칠 수도 있다.

참고로 나는 기립성 조절 장애가 만성 피로 증후군ME/CFS, 21페이지 참고 증상의 하나라고 생각한다. 지금껏 내가 진료 현장에서 만난 환자들을 보면 기립성 조절 장애로 진단받은 사람 대부분이 만성 피로 증후군을 앓고 있었기 때문이다.

10대도 피곤하다

현재의 증상은 '빙산의 일각'일 수도 있다

두통·현기증·불면증

브레인포그

피로

과민증

기립성 조절 장애

기분장애·불안장애

섬유근 통증

과민 대장 증후군

화학물질 과민증

전자파 과민증

뇌의 만성 염증

☞ 검사로 알 수 없는 기능적 이상

10대에는 왠지 몸이 안 좋아서 병원 검사_{혈액 · 요검사, CT·MRI 검사,}
_{내시경 검사 등}를 받아봐도 특별한 이상이 없다는 말을 들을 때가
많다. 하지만 일반적인 검사에서 특별한 이상이 발견되지 않았
다고 해서 병이 아니라고 단정하면 안 된다. 그보다는 일반적인
검사에서 문제가 있다고 진단할 만한 원인을 찾지 못했다고 봐
야 한다.

병원에서 하는 일반적인 검사로 모든 이상의 원인을 알 수는
없다. **특히 만성 피로 증후군은 일반적인 검사로는 진단할 수 없을
때가 더 많다.**

서양의학에는 '**기질성 질환**'과 '**기능성 질환**'이라는 개념이 있
다. 기질성 질환은 세포와 조직이 변하거나 파괴되면서 발생하
는 이상으로, 눈으로 수치나 형태상의 변화를 명확하게 확인할
수 있다. 따라서 검사나 진찰을 받으면 몸에 이상이 생겼다는
사실이 분명하게 드러난다.

반면 **기능성 질환은 수치나 영상으로는 세포나 조직에 발생한
이상과 변화가 확인되지 않지만, '기능_{몸 상태}'이 제대로 작동하지 않
는 질환**을 말한다. 즉, 증상은 있지만 질병에 걸렸다는 사실을
보여주는 명확한 증거가 없는 상태다.

일반적인 검사에서 이상이 발견되지 않으면 진단 기준에 부

합하지 않기 때문에 의사는 특정 질병으로 진단을 내릴 수 없다. **병원 검사 결과 특별한 이상이 없어서 원인을 알 수 없고, 현재 상태나 병명에 관해 정확한 설명을 들을 수 없는 이유는 해당 증상이 기능성 만성 질환이기 때문**이다. 기능성 만성 질환은 주변에서 흔히 볼 수 있지만, 상당히 복잡한 질환이며 하나의 원인이 아니라 특정하기 힘든 다수의 요인이 얽혀 있다.

몸이 안 좋아서 병원에 갔는데 검사를 받아도 원인을 알 수 없고, 확실한 진단도 받지 못하면 환자는 괴로울 수밖에 없다. 분명 몸이 좋지 않은데 왜 원인을 알 수 없다는 건지 답답하고 불안하다. 결국 병명과 치료 방법을 찾아서 이 병원 저 병원을 전전하게 된다.

만약 이런 상황이라면 기능성 만성 질환이라는 관점에서 다시 생각해 봐야 한다.

검사나 진찰을 통해서는 이상을 발견하지 못했더라도 실제 다양한 신체적 증상이나 자각 증상이 있으니 몸 어딘가에 이상이 발생했다는 사실만은 분명하다. 이때 해당 증상을 일으키는 원인은 파악할 수 없더라도 일단 상황을 개선하려면, **기질성 질환으로 번지기 전에 막아야 한다는 예방의학적 관점이 필요**하다.

서양의학에 바탕을 두고 있는 일본의 의료제도를 보면 진료 과목이 전문 분야와 장기별로 세세하게 나누어져 있다. 각 진료과에서는 해당 장기에 관한 질병을 중심으로 환자를 진찰할 뿐, 몸의 전체적인 시스템이나 균형을 유지하는 자동 조절 기능에 이상이 있을 수 있다는 관점에서 환자의 증상을 보지는 않는다.

하지만 전체적인 문제로 보지 않으면 이상 증상이 나타나는 원인은 물론, 근본적인 개선을 위한 진단명이나 치료 방법도 찾을 수 없다.

참고로 10대 청소년에게 많이 나타나는 기능성 질환에는 '과민 대장 증후군', '기립성 조절 장애', '편두통·근육 긴장성 두통', '기능성 소화불량', '원발성 생리통', '만성 알레르기', '만성 피로 증후군', '화학 물질 과민증', '신경 발달 장애', '지속성 체위 지각 어지럼증' 등이 있다. 그 밖에도 아직 명확한 병명조차 정해지지 않은 증상이 다수 존재한다.

● 우리 몸은 쉬고 싶다

"네 탓이 아니야."

몸이 안 좋아서 자주 결석하는 학생들에게 꼭 해주고 싶은 말이다.

학교에 가지 못하는 상황에서 죄책감을 느끼고 자신을 '나약한 인간'이라고 자책하거나 자기부정에 빠지는 아이들이 있다. 하지만 학교에 가지 못할 만큼 몸이 안 좋다면 이는 **우리 몸이**

쉬고 싶어 한다는 의미다.

앞에서 스트레스 자극과 스트레스 반응에 관해 설명했다. 스트레스 반응은 현재 상황에 적응하려고 할 때 나타나는 적응적 반응이다. 일종의 생존을 위한 **'자기방어 반응'**이며, 다양한 증상을 유발해 행동을 멈추게 해서 자동 조절 기능이 무너지지 않도록 보호한다. 따라서 스트레스 반응을 억지로 누르려고만 하면 자동 조절 기능이 무너져서 더 심각한 질병으로 발전할 수 있다.

예를 들어 유·소아기에 부모에게 무조건적인 사랑을 받지 못해 마음을 솔직히 드러내지 못했던 아이는 저도 모르게 인정과 칭찬을 갈망하며 타인에게 도움이 되고 싶어 한다. 그러다 자기 생각이나 감정, 행동을 억누르며 지나치게 참고 무리하거나 심한 자기부정에 빠지기도 한다. 하지만 자신을 지나치게 억압하면 몸은 계속해서 스트레스 반응을 보이고, 결국 몸과 뇌에 생긴 염증이 만성적으로 굳어진다.

애당초 성장기의 몸과 뇌는 아직 덜 성숙된 미완성 상태다. 안 그래도 불완전한 몸에서 계속 스트레스 반응이 일어나면 몸은 물론 뇌에도 염증이 생길 수밖에 없고, 자동 조절 기능이 제대로 작동하지 못하게 된다.

그렇다면 어떻게 해야 할까? 앞에서 '몸이 쉬고 싶어 한다.'고 했으니 종일 누워있으면 될까? 그렇지는 않다. 누워있으면 몸은 쉴 수 있겠지만 뇌는 그렇지 않다. 뇌는 낮이나 밤이나 한시도 쉬지 않고 계속 돌아가면서 뒤죽박죽 얽혀 있는 생각들을 정리 한다.

따라서 염증을 없애려면 엉망이 된 몸과 뇌의 자동 조절 기능 이 자연스럽고 편안하게 돌아갈 수 있는 상태로 되돌려놓아야 한다. 우선, **몸과 마음을 설렘과 기쁨으로 가득 채워보자.**

- 어제 일도, 내일 일도, 다 잊고 푹 잔다.
- 이거 해라, 저거 해라, 라는 잔소리에서 벗어나 자유로운 시간을 보낸다.
- 학교 걱정은 접어두고 좋아하는 놀이를 다양하게 즐긴다.
- 산책이나 실내 운동을 통해 몸을 풀어준다.
- 노래나 음악, 그림, 만들기, 글쓰기를 통해서 자신을 표현해 본다.
- 화내지 않는 사람, 부정하지 않고 내 뜻을 이해해 주는 사람과 대화를 나눈다.

이 과정에서 자연스럽게 웃게 되면 자동 조절 기능도 안정을 되찾을 수 있다.

● 몸이 보내는 메시지에 귀 기울여라

몸에 나타나는 이상은 몸이 보내는 메시지, 즉 '내 안의 목소리'다. 우리 몸이 지금 힘든 상태이니 도와달라고 보내는 일종의 SOS다.

대표적으로 '발열', '통증', '피로'를 꼽을 수 있다. '3대 신체 알람'이라 불리는 해당 증상들은 우리 몸이 보내는 경고 신호다. 바이러스 세포와 같은 이물질이 체내에 들어오면 면역세포가 이를 인지하고 공격해서 염증을 일으킨다. 이때 우리 몸은 상처 부위나 몸에서 열을 발생시켜 이물질의 침입을 알려준다.

또한 몸 어딘가에 염증이 생기면 자극을 받은 신경이 통증을 일으켜 몸에 문제가 발생했다는 사실을 알려준다. 보통은 급성 염증이 발생해도 빨리 치료해서 회복하면 큰 문제가 되지 않는다. 하지만 만약 회복이 늦어져서 만성 염증으로 번지면 면역세포가 뇌에도 염증을 일으켜서 휴식을 취해도 피로가 풀리지 않고 운동을 하면 권태감이 오래 지속되는 증상이 나타나게 된다.

'발열', '통증', '피로'를 통해 우리 몸이 보내는 경고를 알아차리지 못하고 그대로 방치하거나, 알면서도 계속 참고 무리하면 뇌의 만성 염증은 점점 더 심해진다. 그러다 어느 순간 자동 조절 기능이 무너지면 신경과 면역, 내분비, 체내 순환 시스템이 제멋대로 날뛰게 되고 만성 피로 증후군에 걸리게 된다. 나아가

부신 피로 증후군이나 자가면역질환을 초래하기도 한다. 하지만 **몸이 보내는 경고 신호를 빨리 알아차리고 적절하게 대처하면 몸 안의 시스템들이 폭주하기 전에 막을 수 있다.**

그래서 우리는 **자기 몸에 나타나는 이상에 민감해져야 한다.** 내 안의 목소리에 귀를 기울여 이상 상태를 빨리 감지하고 체내 시스템이 멋대로 날뛰지 못하게 막을 수 있는 사람은 나 자신뿐이다. 우리 몸이 보내는 이상 신호의 의미를 이해하고 되도록 내 몸이 편하고 좋아하는 일을 해야 한다는 생각을 최우선으로 삼으면 자연스럽게 자기 몸을 대하는 방식도 달라질 것이다.

우리 몸이 어떤 체계로 이루어져 있고 어떤 행동을 하면 몸이 나빠지는지를 알아야 한다. 그러면 병원에서 원인을 찾지 못한 증상이 발생해도 해당 증상이 뇌의 만성 염증 때문일 수 있다는 사실을 스스로 깨닫게 된다. 이때 주변 사람들에게 알리고 도움을 청하면 이상이 발생했을 때 조기에 대처할 수 있지만, 자신의 상태를 밝히지 않아 아무런 도움을 받지 못하다가 병만 더 키우는 사람도 적지 않다.

물론 '몸이 이렇게 안 좋은데 뭘 하라는 거야! 난 못 해!'라고 생각할 수도 있지만, 뇌의 만성 염증은 단순히 휴식을 취한다고 해서 좋아지지 않는다. 지금까지처럼 부모님이나 선생님, 친구, 사회의 기준에 맞추려고 애쓸 필요 없다. 내 몸이 건강을 되찾을 수 있도록 자기 자신만을 위해 움직여야 한다. 머리로만 알고 스스로 움직이지 않으면 아무것도 바꿀 수 없다는 사실을 명심하자.

2

우리 몸의
자동 조절 기능

☞ 자연치유력을 잃어버린 내 몸

몸의 기능에 이상이 생기면 어떤 일이 벌어질까?

우리 몸에는 건강한 상태를 유지하기 위해 쉴 새 없이 돌아가는 여러 가지 '자동 조절 기능'이 있다. 각 기능이 정상적으로 작동하면서 몸 상태를 일정 수준으로 유지해 주는 덕분에 우리가 건강하게 생활할 수 있는 것이다.

몸을 일정 상태로 유지하려는 성질을 '항상성homeostasis'이라고 한다. 다른 말로는 '생체 항상성', '항상성 유지 원리'라고도 하지만, 이 책에서는 쉽게 기억할 수 있도록 '항상성'이라는 용어를 사용해 설명하겠다.

대표적인 항상성에는 체온조절 기능이 있다. 체온은 항상 일정한 범위 안에서만 미세하게 변한다. 일반적으로는 40도를 넘지 않고 35도 아래로 떨어지지도 않는다. 체온이 지나치게 올라가면 탈수 증상이 생겨 몸 안에서 수분과 전해질이 빠져나가고, 체온이 지나치게 떨어지면 떨림과 저혈압, 서맥徐脈, 의식장애가 발생한다.

그만큼 체온조절 기능은 우리 몸에서 중요한 역할을 하기 때문에 스트레스 중추이기도 한 뇌의 시상하부에는 체온조절을 담당하는 부분이 있다. 또한 몸을 안전한 상태로 유지할 수 있는 온도도 정해져 있다. 이처럼 우리 몸의 자동 조절 기능들은 체온이 해당 설정 범위를 벗어나지 않도록 관리한다.

만약 체온이 지나치게 올라가면 자동 조절 기능이 피부 혈관을 확장해서 체외로 다량의 땀을 배출시키고, 증발하게 만들어 온도를 내린다. 반대로 체온이 지나치게 내려가면 근육을 진동시켜 열이 나게 하고, 혈관을 수축해서 소름이 돋게 한다. 이런 방법으로 땀이 나지 않게 해서 온도를 올린다. 이때 땀을 흘리거나 근육이 떨리고 소름이 돋는 현상은 모두 자기 의지로 하는 행동이 아니다. 체온조절 기능이 자동으로 작동해서 몸의 상태를 조절한다. 그래서 우리는 이러한 기능들을 자동 조절 기능이라고 부른다. 그 밖에도 우리 몸은 혈압과 맥박, 혈당, 전해질, 지질, 호르몬과 같이 체내에 존재하는 여러 물질의 농도 역시 일정한 범위 안에서 유지되도록 자동으로 조절한다.

항상성이 유지되고 있는 상태란 쉽게 말해 다양한 자동 조절 기능이 제대로 작동하고 있는 상태를 의미한다. 또한 항상성은 **우리 몸이 가진 선천적 질병 치유 능력**자연치유력이기도 하다. 따라서 항상성이 깨지면 가속과 제동을 적절히 구사하며 조절해 왔던 몸의 기능들이 균형을 잃고 에너지 부족 상태에 빠지게 된다.

● 내 몸 안에 있는 빈틈없는 정보 네트워크

스트레스 중추인 뇌의 시상하부에는 신경, 내분비샘, 혈관, 면역에 관한 정보가 쉴 새 없이 드나든다. 또한 우리 몸의 반응을 가속하거나 제동을 걸어 멈추게 하는 기능도 갖추어져 있다. 이뿐만 아니라 해당 기능들을 빈틈없는 네트워크로 연결해서 여러 기준을 중심으로 통제하기도 한다. 이 중 가장 빨리 정보를 전달하는 기관이 신경 네트워크다.

신경은 몸과 뇌가 빠르게 정보를 교환하기 위해 만든 도로망이라고 할 수 있다. 이 길을 통해 신경전달물질이 신경들 사이를 오가며 정보를 전달한다. 자율신경은 몸 안에 있는 모든 장기의 구석구석까지 뻗어있는 촘촘한 신경망을 통해 우리의 의지와 상관없이 자동으로 작용한다. 심지어는 우리가 잠들어 있을 때도 맡은 임무를 충실히 수행한다.

자율신경에는 발생학적으로 다른 두 가지 신경계, 즉 '교감신경'과 '부교감신경'이 있으며 각 장기에 고루 퍼져 있는 두 신경계를 통해 해당 장기의 기능이 조절된다.

교감신경은 우리 몸을 긴장시켜 흥분 상태나 전투 상태로 만든다. 교감신경이 활발히 작용하면 심박수가 증가하고 혈관이 수축해서 혈압이 상승하기 때문에 더 활동적으로 행동할 수 있다. 또한 생명이 위급한 상태에서는 불필요한 기능, 예를 들어 위의 소화 활동이나 배뇨·배변, 생식기능과 같은 활동을 억제하기도 한다.

반면 부교감신경은 흥분 상태를 진정시키고 지친 몸을 회복하거나 휴식을 취할 때 활발히 작용한다. 부교감신경이 활발히 작용하면 심박수가 떨어지고 혈관이 확장되어 느슨해지므로 혈압이 떨어지면서 몸이 휴식 상태로 변한다. 또한 소화기 계통의 활동이 촉진되어 체내에 쌓인 불필요한 노폐물을 배출하기 위한 배뇨·배변 기능이 활발해진다.

자동차로 말하자면 교감신경은 몸의 기능이 활발하게 작동하도록 하는 액셀러레이터, 부교감신경은 기능을 안정된 상태로 되돌리는 브레이크 역할을 하는 셈이다. 우리 몸 안에서 액셀과 브레이크가 번갈아 작용하면서 계속 달리거나 아예 멈춰버리지 않도록 균형을 유지하는 덕분에 여러 기능이 자동으로 조절된다.

액셀과 브레이크에 빗대어 표현한 만큼 일반적으로 교감신경과 부교감신경은 상반되는 기능을 통해 균형을 맞춘다. 하지만 뇌에 염증이 생겨서 시상하부의 자동 조절 기능이 무너지면 두 신경이 동시에 작동하거나 둘 다 멈추기도 하고, 갑자기 바뀌거나 제멋대로 날뛰며 폭주해서 몸이 정상 상태를 유지할 수 없게 된다. 이 상태를 '자율신경 실조증'이라고 한다.

우리 몸 안에는 자율신경계뿐만 아니라 다양한 정보 네트워크가 존재한다. 내분비계에서는 호르몬과 같은 전달물질이 혈액을 타고 몸 안을 돌아다니며 정보를 전달하고, 면역계에서는 면역세포가 혈액이나 림프액, 뇌척수액 속을 떠다니며 이물질 정보를 전달한다. 순환계는 우리 몸 안에 있는 크고 작은 여러 관이나 공간에 혈액·림프액·뇌척수액을 흘려보내 정보를 전달한다. 그리고 근골격계에서는 근육을 감싼 근막과 경락經絡, 기가 흐르는 통로이 정보를 전달하는 역할을 한다고 알려져 있다.

또한 세포에는 핵에서 세포질, 그리고 세포 밖까지 이어지는 '생체 매트릭스'라는 구조체가 있다. 세포들은 생체 매트릭스를 통해 신경전달 속도보다 훨씬 빠르게 인체의 정보를 주고받는다. 게다가 몸 안의 정보만이 아니라 외부에서 들어오는 에너지 정보를 감지해서 몸의 항상성homeostasis을 유지하는 역할도 한다.

우리 몸은 이렇듯 다양한 정보 네트워크를 통해 조절되며 항상성을 유지하고 있다.

●● 서로 정보를 교환하는 장기와 세포

예전에는 몸의 조절 기능을 담당하는 세 개의 기둥, 즉 신경계, 내분비계, 면역계가 각각 별도의 기능으로 존재하며 각자 따로 작동한다고 생각했다. 자율신경은 자율신경대로, 호르몬은 호르몬대로 각자 뇌의 지령을 받아 움직인다고 알려져 있었다. 하지만 현대에 이르러 실제로 우리 몸 안에서는 훨씬 더 엄청난 일이 벌어지고 있다는 사실이 밝혀졌다. 사실은 **각 장기에 있는 다양한 세포가 각자 고유의 '메시지 물질'을 내보내서 정보를 주고받으며 기능을 조절하고 있었고, 뇌 역시 각 장기에서 정보를 받아 움직이고 있었다는 거다.** 각 장기와 세포가 몸 안을 이동하는 호르몬이나 신경전달물질, 유전자 조각이 포함된 소립자마이크로솜를 비롯한 다양한 '메시지 물질'을 통해 정보를 교환한다는 게 정설로 여겨진다.

다시 말해 뇌와 자율신경 또는 뇌와 호르몬의 연결만으로 항상성을 유지했던 것이 아니라 더 촘촘하고 빈틈없는 네트워크가 사방팔방으로 뻗어있고, 이를 통해 정보를 교환하며 몸이 일정한 범위 안에서 기능할 수 있도록 균형을 맞추기 때문에 건강한 상태를 유지할 수 있었다는 뜻이다. 실로 경이로운 시스템이 아닐 수 없다.

우리 몸은 약 37조 개의 세포로 이루어져 있다. 그만큼 방대한 양의 세포들이 옆에 있는 세포와, 또는 가까이에 있는 세포와, 심지어 멀리 떨어져 있는 세포와도 정보를 교환한다. 이를 통해 세포 내 물질의 생성과 소멸을 반복하면서 몸 안의 환경을 자동으로 조절하는 것이다. 이처럼 아주 **미세한 세포 단계에서부터 철저히 균형을 맞춰 조절되기 때문에 우리 몸이 유지될 수 있다.**

우선은 이 사실부터 이해해야 우리 몸에 나타나는 다양한 형태의 이상도 이해할 수 있다. 몸 어딘가에서 과도한 스트레스 반응이 일어나고 만성 염증이 발생하면 가장 먼저 해당 부분의 항상성이 깨진다. 이 정보는 세포 간 소통을 통해 다른 장기나 기관, 뇌의 시상하부에 전달되고, 연쇄적으로 다른 계통의 자동 조절 기능에도 영향을 미친다. 이런 이유로 앞에서 설명했듯이 장 트러블은 장만의 문제가 아니고, 기립성 조절 장애도 혈압과 맥박만으로는 설명할 수 없으며 그 밖에 다양한 증상들이 함께 나타나는 것이다.

● 특별한 주의가 필요한 만성 질환

질병은 '**급성 질환**'과 '**만성 질환**'으로 나눌 수 있다. 급성 질환은 증상이 갑자기 나타났다가 비교적 단기간에 치료된다. 어느 부위에 이상이 발생했는지, 원인은 무엇인지도 쉽게 특정할 수 있다. 하지만 만성 질환은 특정한 이상이 장기간 회복되지 않아 불편한 상태가 지속되고, 자연스레 몸 상태가 좋아지기는커녕 시간이 지날수록 더 나빠지면서 증상도 점점 복잡해진다.

일상생활에서 장기간 스트레스 반응에 노출되면 만성 질환에 걸릴 수 있고, 발병하면 증상을 완화할 수는 있어도 완전히 없애기는 힘든 사례가 많다. 또한 만성 질환으로 나타나는 몸의 이상은 여러 요인과 원인 물질이 복잡하게 얽혀 나타나기 때문에 환자에 따라 질병의 징후도 다양하고 증상도 천차만별이다. 하지만 급성 질환과 만성 질환의 차이도 항상성 문제라는 관점으로 접근하면 쉽게 이해할 수 있다.

우선 급성 질환이라면 몸 안에 항상성은 유지되고 있는 상태이므로 자연치유력이 작용해서 비교적 빨리 회복할 수 있다. 하지만 **만성 질환은 항상성이 깨져 자연치유력이 발휘되지 않는 상태**다. 따라서 넓은 범위에서 이상이 나타나고 치료하기도 쉽지 않다.

서양의학은 급성 질환에 초점이 맞추어져 있다. 원인이 명확하고 긴급한 대처가 필요한 급성 질환 치료에 효과적이다. 증상의 발현을 억제하거나 완화할 수 있는 더 좋은 약을 개발하고, 수술을 통해 건강에 악영향을 미치는 요인을 제거해서 생명을 위협하지 못하도록 하는 노력에 힘을 쏟아온 학문이다. 서양의학은 계속해서 눈부신 발전을 거듭했고 덕분에 우리는 다양한 급성 질환을 고칠 수 있게 되었다. 하지만 한편으로 만성 질환에 효과적인 치료법은 그다지 발전시키지 못했다는 점 또한 서양의학의 현실이다. 만성 질환은 특효약을 찾아서 투여하면 바로 낫는 병이 아니기 때문이다. 따라서 만성 질환으로 항상성이 깨져서 자연치유력이 발휘되지 않을 때는 생체 에너지를 중심으로 치료법을 찾는 한의학 등의 전통적인 의학이 더 효과적일 수 있다. 그리고 만성 질환은 서양의학에서 말하는 기능성 질환의 개념과 유사하다.

● '염증'도 '피로'도 만성이 되면 위험

급성으로 발생한 염증은 단기간에 치료할 수 있지만, 만성으로 굳어진 뇌의 염증은 오래 지속되며 치료하기도 힘들다. 그런데 애당초 '염증'이란 무엇일까? 아마 '염증'이라는 말을 들으면 대부분 부스럼이 생기거나 상처에 세균이 침투해서 빨갛게 부어오른 모습을 떠올릴 것이다.

예를 들어 감기에 걸려 편도선이 부었다는 말은 감기 바이러스에 감염되어서 목 점막에 염증이 생긴 상태를 의미한다. 염좌나 화상 또한 일종의 염증이다.

예전에는 이처럼 세균이나 바이러스 같은 미생물이 몸 안에 침투하거나 물리적·화학적 스트레스 자극과 같은 외적 요인이 염증을 일으킨다고 생각했다. 하지만 요즘은 스트레스 반응과 마찬가지로 염증에 대한 견해도 달라지고 있다. 외부에서 몸 안으로 들어오는 이물질만이 아니라 심리적인 스트레스나 신체 내부적 스트레스로 몸 안에서 스트레스 물질이 생성되고, 여기에 면역세포가 반응하는 '생체방어 반응'도 염증에 포함하게 됐다.

다시 말해 요즘은 **'염증'을 면역반응으로 생기는 현상, 즉 '면역성 염증 반응'**의 개념으로 본다. 따라서 염증도 급성 염증이라면 항상성을 유지하려는 몸의 기능에 의해 자연치유력이 발휘되겠지만, 뇌의 만성 염증으로 번지면 항상성이 깨져 자연치유력이 발휘되지 않는다.

사실 우리가 흔히 느끼는 '피로'도 만성이 되면 치료하기 어렵다. **휴식을 취하면 자연스럽게 회복되는 피로는 '급성 피로' 또는 '생리적 피로'라고 하며, 이는 몸의 자동 조절 기능이 정상적으로 작동하면서 자연스럽게 느끼는 피로다.** 격렬한 운동을 하면 기운이 다 빠져서 기진맥진한 상태가 되지만 뜨거운 물에 몸을 담그고, 영양분을 보충한 다음 푹 자고 일어나면 다음 날 아침에는 다시 회복되고는 한다. 이때 느끼는 피로가 생리적 피로다.

항상성만 유지되고 있다면 휴식을 통해 몸은 자연적으로 회복된다. 따라서 자연적으로 느끼는 피로는 걱정할 필요가 없다. 하지만 아침에 일어나도 피로가 풀리지 않았을 때가 있다. 몸이 개운하지 않고 휴식을 취하거나 충분히 자고 일어났는데도 피로감이 남아 있다면 이때는 주의해야 한다. 원래 생리적인 피로는 휴식을 취하면 자연적으로 회복되어야 하지만, 언젠가부터 갑자기 **피로가 풀리지 않는 상태가 계속된다면 '만성 피로'의 시작**일 수 있다. 항상성이 깨져 만성 피로가 시작된 상태를 그대로 방치하면 여러 가지 이상이 차례차례 나타나고, 결국 '병적인 피로'로 번지게 된다.

● 몸이 보내는 중대한 신호 '피로감'

혹시 좋아하는 게임에 빠져서 밤을 꼴딱 새운 적이 있지 않은가? 좋아하는 일을 하다 보면 오랜 시간 집중해도 졸리지 않고 전혀 피곤하지 않을 때가 있다. 하지만 그렇다고 해서 몸이 지치지 않은 것은 아니다. 어쩌면 뇌실주위기관에 생긴 만성 염증 때문에 몸과 뇌가 정보를 교환하는 체계에 이상이 생겨 **피로 신호를 느끼지 못했을 수도 있다.**

게임을 할 때뿐만이 아니다. 특정 행동을 할 때 즐거움이나 기쁨, 보람을 느끼는 이유는 뇌에서 분비되는 도파민의 영향이다. 이때는 피로감보다 쾌감을 더 크게 느껴서 몸이 쉬라고 보내는 경고를 무시하기도 한다.

　사실 피로를 느끼는 일은 매우 중요하다. 우리 몸은 피곤해지면 나른하고 기운이 없는 상태가 되기도 하고, 힘이 빠지고 꼼짝하기 싫어서 의욕이 떨어지기도 한다. 왜 이런 상태가 되는 걸까? 이유는 뇌의 스트레스 중추인 시상하부와 스트레스 호르몬 분비 중추인 부신 세포가 활동을 자제하라는 지령, 즉 메시지를 보내기 때문이다. **"지금은 휴식이 필요해. 어서 쉬어!"**라는 경고 신호, 이 신호가 바로 '피로감'이다.

　만약 피로감이나 졸음을 느끼지 못하거나 대수롭지 않게 무시해 버리면 어떤 일이 벌어질까? 피로감을 느끼지 못하면 몸이 지쳤는데도 쉬어야 한다는 생각 자체를 하지 못하기 때문에 피로가 계속 쌓이게 된다. 결국 몸만이 아니라 뇌의 염증까지 심각해져서 항상성이 깨지고 만성 피로 상태에 빠진다. 피로감을 느끼지 못하는 상태를 '숨은 피로' 또는 '피로감 없는 피로'라고 하는데, 이때 만성 피로에 빠질 위험이 크다.

　따라서 우리 몸이 피곤하고 쉬고 싶다고 호소하는 목소리, 즉 피로 신호를 느끼지 못하는 원인이 뇌의 염증 때문이라고 해도, 의식적으로 몸 상태를 꼼꼼히 살펴서 몸에 나타나는 이상을 정확하게 인식해야 숨은 피로를 예방할 수 있다.

●● 비만, 우울증, 기능성 질환도 모두 염증 때문

몸에 나타난 급성 염증이 항상성을 유지하기 위한 경고라는 사실을 이해하면 몸에 나타난 이상을 바라보는 관점이 달라지기 시작한다. 요즘은 '비만'이나 '우울증'의 원인도 뇌의 만성 염증 때문이라고 본다. 또한 다양한 정신질환이나 자가면역질환, 생활습관병의 원인도 염증에서 찾으려 한다. 따라서 넓은 의미에서 보면 기능성 질환의 원인은 대부분 몸과 뇌의 만성 염증 때문이라고 할 수 있다.

우리는 **원인도 모른 채 만성적으로 지속되는 기능성 질환을 '기능성 신체화 증후군'** 또는 **'만성 기능성 질환'**으로 정의한다. 자가면역질환, 알레르기질환, 신경 발달 장애, 만성 피로 증후군ME/CFS, 섬유근 통증, 화학물질 과민증……, 모두 다양한 증상이 동시에 나타나고 계속해서 변하지만, 좀처럼 명확한 진단을 내리기 어려운 질병이다. 정해진 진단 기준에는 맞지 않는 부분이 많아서 명확한 병명을 붙이기 어려울 때가 많다. 이런 증상을 통틀어 '만성 기능성 질환'이라고 할 수 있다.

만성 기능성 질환은 환자에게도 '도무지 알 수 없는 병'이지만, 마찬가지로 의사에게도 진료과와 상관없이 진단하기 어렵고 치료하기 힘든 질환이다. 도대체 왜 한꺼번에 다양한 증상이 나타나고, 검사를 해도 확실한 이상을 발견할 수 없는 걸까?

이유는 뇌에 만성 염증이 생겼기 때문이다. 뇌에서 어떤 일이 벌어지고 있는지 모르면 병이 보이지 않고, 보이지 않으니 지나치게 된다. 따라서 병을 치료하고 싶다면 우선은 자신의 병에 관심을 가지고 병의 체계와 원리부터 알아야 한다.

우리의 몸 상태는 항상 일정한 범위 안에서 변한다. 몸 안에 있는 다양한 세포들이 소멸과 생성을 반복하고 약해지거나 강해지기도 한다. 우리가 살아있다는 것은 우리 몸이 끊임없이 움직이고 변하고 있다는 증거다. 하지만 겉으로는 늘 변하지 않고 그대로인 듯 보인다. 왜 그럴까? 그것이 우리 몸이 가진 항상성의 힘이다.

🐚 생활 습관을 바꿔 자연치유력을 되찾자

다행히도 최근 코로나19나 백신접종 후유증 치료 연구가 활발히 진행되면서 만성 기능성 질환에 효과가 있는 치료제가 하나둘씩 개발되고 있다.

생약 제제나 MD-α 멀티 디톡스 알파. 천연 성분 영양제의 일종―옮긴이와 같이 자연 유기체에서 유래한 한약 혹은 영양제를 이용하거나 수액을 이용하는 치료법이 등장했다. 다만 모두 공식적인 치료법은 아니다. 의사의 자율적 판단에 맡겨져 있으므로 활용하는 의사나 의료기관이 아직 많지는 않다. 따라서 치료를 위해서는 무엇보다 먼저, 스스로 자기 증상에 대해 제대로 알고 똑바로 마주하겠다는 각오가 필요하다. 일상생활 개선을 통해 **몸 상태를 조절하면서 자연치유력이 충분히 발휘될 수 있도록 해야 한다.**

우리는 일반적으로 병을 치료하는 사람은 의사라고 생각하지만, 사실 몸의 기능이 약해져서 발생하는 질환은 스스로 **자기 몸을 챙겨서 직접 고치겠다는 강한 의지와 실천 없이는 절대 치료할 수 없다.** 무심코 몸을 혹사하거나 힘들어도 억지로 참았던 일들이 항상성에 이상을 초래해서 결국 몸을 망가뜨린다. 만약 자동 조절 기능이 제대로 작동하지 않는다면 의식적으로라도 몸을 자연스럽고 바람직한 상태로 바꿔주어야 염증을 가라앉히고 증상을 완화 시킬 수 있다.

내 몸에 편하고 좋은 일이 무엇인지 고민하고, 건강해진 자기 모습을 떠올리면서 조금씩이라도 생활 습관과 식습관을 바꿔보자. 처음부터 완벽하게 달라질 수 있는 사람은 없다. 가능한 범위 안에서 한 가지씩 천천히 늘려가면 된다. 내 의지에 따라, 나에게 맞는 방식으로, 나를 위해 실천하는 것이 무엇보다 중요하다.

등교도, 공부도 잠시 내려놓고 내 힘으로 고쳐 보겠다는 굳건한 각오가 서면 자연스럽게 자신의 상태를 개선할 방법을 찾는 일에 집중하게 된다. 따라서 다른 사람이 뭐라고 하든 자신을 위해서 자발적으로 습관을 바꾸겠다는 강한 의지가 무엇보다 중요하다. 언제나 환자의 굳은 의지가 병을 이겨내는 첫걸음이 된다는 사실을 잊지 말자.

직접 고쳐야 한다고 했지만 그렇다고 무조건 혼자서 해결해야 한다는 뜻은 아니다. 자신의 괴로움을 알아주는 사람이나 믿고 안심할 수 있는 사람의 조언을 듣고 도움을 받으며 함께 노력하면 도중에 포기하지 않을 수 있다. 당신은 혼자가 아니라는 사실을 명심하기를 바란다.

괴로움을 호소하는 환자에게 환경이나 생활 습관을 바꿔보라고 권하면 대부분은 불안한 얼굴로 '그냥 잘 듣는 약이나 처방해 주세요.'라며 거부한다. 하지만 약을 먹으면 좋아진다는 생각이야말로 현대 의학이 만든 가장 큰 착각이다.

만성 기능성 질환에서만이 아니라 약이란 원래 대증요법이다. 견디기 힘든 고통을 완화해 주는 물질, 쉽게 말해 '물에 빠지지 않도록 도와주는 튜브' 같은 존재다. 우리 몸의 체계와 증상에 관해 자세히 알고 나면 환경과 생활 습관을 바꿔야 근본적으로 증상을 개선할 수 있다는 사실을 깨닫게 될 것이다.

그렇다면 앞으로 내 몸을 어떻게 대해야 할까? 동양의학에는 건강한 상태와 병에 걸린 상태 중간에 존재하는 '미병未病'이라는 개념이 있다. **미병은 아직 질병에 이르지는 않았지만 건강하지도 않은 상태**를 의미한다. 건강은 우리 몸의 항상성이 유지되는 상태이고, 질병은 항상성이 깨져 원래 대로 돌아가기 힘들거나 돌아갈 수 없는 상태를 말한다. 질병으로 번지게 될지, 아니면 미병 단계에서 항상성을 되찾을지는 결국 당신의 지식과 의지에 달려있다.

3

뇌의
만성 염증

● 뇌 피로와 만성 염증의 관계

코로나 사태 이후로 몸과 뇌에 생긴 염증 때문에 피곤함을 느끼는 이른바 '뇌 피로' 증상을 호소하는 환자가 늘고 있다. 육체적 피로를 유발하는 염증은 몸에만 생기지만, **뇌 피로를 유발하는 염증은 몸과 뇌, 양쪽에 모두 생긴다.**

앞에서 피로와 염증은 만성으로 번지면 회복하기 힘들다고 설명했다. 피로든 질병이든 마찬가지다. 급성이나 일시적 증상은 휴식을 취하면 금세 회복된다. 항상성이 정상적으로 작동하고 있으면 자연치유력이 발휘되기 때문이다. 하지만 만성 피로는 몸 어딘가에 생긴 염증이 뇌까지 번져서 만성적으로 계속 염증을 일으키는 상태다. 따라서 '뇌 피로' 상태에 빠지면 염증이 스트레스 중추의 자동 조절 기능에 이상을 초래하고 결국 우리 몸은 항상성을 유지할 수 없게 된다.

몸에 있는 세포와 장기는 자기재생 능력이 강해서 건강한 상태라면 특정 세포가 죽어도 다시 새로운 세포를 만들어 내지만, 안타깝게도 뇌의 신경세포와 신경종말은 그렇지 않다. 뇌세포는 한번 파괴되면 재생하기 어렵고 신경종말은 재생에 상당한 시간이 걸린다. 뇌 피로는 한마디로 뇌에 생긴 염증으로 인해 몸의 항상성이 깨진 상태다.

또한 뇌의 만성 염증은 몸에 생긴 염증에 동반되어 나타날 수 있다. 즉 뇌 피로는 뇌에 질병이 생겨 신경 네트워크가 끊어지거나 신경세포가 파괴되어 나타나는 현상이 아니다. 단지 면역성 염증 때문에 뇌가 일시적으로 기능하지 못하는 상태에 빠졌을 뿐이다.

● '뇌의 열린 창문'을 통해 들어오는 염증

뇌염이나 그밖에 다른 뇌 질환으로 뇌에 염증이 생겼다면 그럭저럭 이해할 수 있다. 그런데 뇌가 아닌 다른 부분에 생긴 염증 때문에 뇌가 염증을 일으킨다고 하면 쉽게 이해가 되지 않는다.

지금부터 그 이유를 살펴보자. 의학 전문 용어가 등장해서 조금 어려울 수도 있지만 여기까지 함께하면서 우리 몸에 관한 지식을 쌓아온 독자라면 충분히 이해할 수 있을 테니 너무 걱정할 필요는 없다.

뇌혈관에는 세균이나 화학물질과 같은 유해 물질은 물론, 혈구와 호르몬도 필요하지 않다. 그래서 혈관 벽에는 이들의 침입을 막기 위한 '혈액뇌장벽blood-brain barrier, BBB'이라는 구조물이 있다. 혈액뇌장벽은 뇌의 혈관과 뇌세포 사이에서 일어나는 물질 교환을 통제하며 혈액 안에 있는 이물질이나 독성물질이 뇌 안으로 들어오지 못하게 막는다. 혈액뇌장벽의 혈관내피세포는 몸에 있는 혈관내피세포와 달라서 세포 간격이 매우 좁고 지질만 통과시킨다. 다만, 뇌의 혈관 중에는 혈액뇌장벽이 없는 부분이 있다.

앞에서 우리 몸은 각 장기와 세포가 서로 메시지 물질을 주고받으며 정보를 교환한다고 설명했다. 뇌에 염증이 생기는 원리도 이와 비슷하다. 염증 발생을 알리는 물질염증 유발 사이토카인이 혈액과 림프액, 뇌척수액과 같은 체액을 통해서 뇌로 올라가고, 혈액뇌장벽이 없는 부분을 통해 뇌 안으로 침입해서 뇌에 염증을 일으킨다.

그렇다면 뇌에서 혈액뇌장벽이 없는 부분은 어디일까? 뇌의 스트레스 중추로 알려진 '뇌실주위기관'이다. 뇌실주위기관에는 모든 신체 기능을 조절하는 호르몬 중추인 시상하부와 수면 중추인 송과체솔방울샘, 구토중추인 최종야맨 아래 구역, 호르몬 분비를 총괄하는 뇌하수체를 비롯해 항상성 유지와 관련된 중요한 뇌 기관들이 모여있다. 따라서 몸에 발생한 염증이 뇌로 번지면 몸의 자동 조절 기능이 무너지게 되는 것이다.

이렇듯 세포가 이물질을 비롯한 다양한 물질에 직접적으로 노출되어 있다는 점에서 뇌실주위기관을 **'뇌의 열린 창문'**이라고 표현하기도 한다.

두통·현기증·불면증

혈액뇌장벽(BBB: Blood Brain Barrier)은 세 겹의 세포층으로 구성된다.
(혈관내피세포, 혈관주위세포, 별세포)

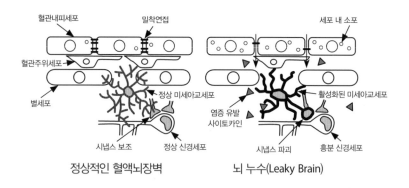

뇌 누수가 발생하면 차단막 기능에 문제가 생겨 유해 물질이 침투하고 염증을 유발하고, 사이토카인이 미세아교세포를 활성화시켜 신경세포가 흥분하게 된다.

10대도 피곤하다

장 점막 상피 장벽

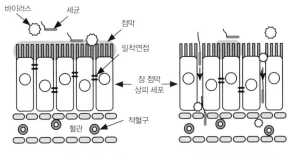

정상적인 장 점막 상피 장벽

장내에 유익균 점액이 풍부하고 밀착
연접 기능이 작용해 이물질이 통과하
지 못하게 막는다.

장 누수(Leaky Gut)

장내에 유해균이 다량 존재하고 점액
이 부족하며 밀착연접 기능이 약해
지면 이물질이 통과한다.

● 방어 능력이 약한 뇌실주위기관

뇌실주위기관은 생활 리듬과 스트레스 반응, 인지기능, 통증
억제, 운동, 대사 작용, 면역 기능에 이르기까지 다양한 기능을
제어하기 때문에 '항상성 중추'라고도 할 수 있다. 다시 말해 그
만큼 중요한 부위다. 그런데도 왜 뇌실주위기관에는 혈액뇌장
벽이 없고 방어 기능도 약할까?

물론 이유가 있다. 스트레스 중추이기도 한 뇌실주위기관은
몸 여기저기에서 보내는 메시지 물질을 받아서 세세한 정보를
교환하고, 해당 정보를 바탕으로 활동을 계속할지, 멈출지를 결

정해 명령을 내린다. 항상 몸과 정보를 교환해야 해서 혈액뇌장벽이 없는 구조로 되어 있는 것이다. 쉽게 말해 '정보의 중심축hub' 역할을 담당하기 위해 방어적 측면의 약점을 감수하는 셈이다 53페이지 그림 참고.

뇌실주위기관과 정보를 교환하는 여러 메시지 물질 중에는 체내 염증으로 발생한 '스트레스 호르몬스트레스 반응으로 분비되는 물질'도 있다. 스트레스 중추인 시상하부는 몸에서 스트레스 정보를 받으면 즉각 반응해서 자율신경계와 내분비계, 면역계, 순환계에 몸을 제어하라는 명령을 내린다. 이와 같은 작용을 통해 우리 몸은 스트레스 자극에 대응하고 기능을 조절한다.

하지만 뇌실주위기관에 염증성 물질이 침투해서 해당 부위나 그 주변에 만성 염증을 일으키면 시상하부와 연결된 네트워크에 이상이 발생하게 된다. 결국 정보를 오인하고 오작동을 일으켜 기능을 올바르게 제어할 수 없는 상태에 빠진다. 이런 점에서 최근에는 원인 모를 컨디션 난조가 장기간 계속되는 만성 기능성 질환의 원인이 뇌의 만성 염증 때문일 수 있다고 보는 견해가 늘어나고 있다.

뇌실주위기관 (뇌 반구 안쪽 그림)

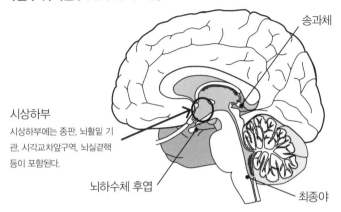

송과체

시상하부

시상하부에는 종판, 뇌활밑 기관, 시각교차앞구역, 뇌실곁핵 등이 포함된다.

뇌하수체 후엽

최종야

뇌실주위기관은 생명 유지와 관련된 항상성을 제어하는 중요한 뇌 기관이며, 혈액뇌장벽이 없는 뇌 부위를 포괄하는 총칭이다. 혈액뇌장벽이 없기 때문에 혈액 속 분자를 감지해 뇌에서 생산한 호르몬을 혈액으로 분비할 수 있다는 점에서 '뇌의 열린 창문'이라고도 표현한다. 다만 혈액뇌장벽이 없는 탓에 신경세포가 혈액 속에 있는 유해 물질에 노출될 위험이 있다.

일본신경화학회 장려상 수상자 연구 중 「'뇌에 열린 창문' 뇌실주위기관의 동적 혈관 구축을 통해 해석한 뇌와 신체의 정보 교환 구조「脳の窓」脳室周囲器官の動的な血管構築から読み解く脳と全身の情報交換機構」에서 인용. (다케무라(모리타) 쇼코, 2020.)

스트레스 중추 (뇌실주위기관)

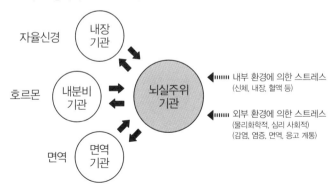

자율신경 — 내장기관

호르몬 — 내분비기관

면역 — 면역기관

뇌실주위기관

내부 환경에 의한 스트레스
(신체, 내장, 혈액 등)

외부 환경에 의한 스트레스
(물리화학적, 심리 사회적)
(감염, 염증, 면역, 응고 계통)

53

☞ 늘 피곤했던 이유도 뇌의 만성 염증 때문

전 세계에서 오랜 연구를 거듭한 결과 과도한 스트레스를 받으면 뇌에 염증이 발생하고, 뇌에 생긴 만성 염증은 만성 기능성 질환을 일으킨다는 사실이 밝혀졌다. 다만, 같은 스트레스 자극을 받아도 일어나는 스트레스 반응의 정도는 사람마다 다르다.

예를 들어 선천적으로 예민한 성격을 가졌거나 신경 발달 장애를 앓고 있는 사람, 힘든 상황 속에서 자란 사람은 그렇지 않은 사람보다 더 과민하게 반응할 수 있다. 높은 감수성과 강한 반응성 때문에 스트레스 반응 또한 강하게 나타난다. 특히 신경 발달 장애가 있는 사람은 감각이나 신경의 반응 방식이 일반적인 사람들과 달라서 자아 인식이나 자기표현에 서툴다. 그렇다고 주변 사람들이 항상 그들의 특성을 이해해 줄 수는 없다 보니 정신적으로 스트레스를 받는 일이 많다. 다시 말해 신경 발달 장애 특성이 있는 사람은 신경 네트워크 시스템이 한쪽으로 치우쳐져 있어서 과도한 스트레스를 받을 수 있고, 그만큼 뇌에 만성 염증이 발생할 위험도 크다.

또한 성장 과정에서 과도한 스트레스 자극에 노출된 사람도 마찬가지다. 예를 들어 가정 폭력이나 학대, 학교 폭력이나 집단 괴롭힘을 당했거나 어린 나이에 가족을 돌봐야 하는 가족 돌봄 청년Young Carer처럼 소아청소년기에 힘든 경험을 한 사람은 분명

강한 스트레스 반응을 일으켰을 것이다.

이런 상태가 계속되면 아이의 뇌에 염증이 발생하고 뇌의 구조가 바뀌게 된다. 스트레스 호르몬 분비를 조절하는 유전자 발현 과정에 변화가 생기고 과도한 스트레스 반응을 일으킨 결과, 몸과 뇌에 만성 염증이 생기면 성인이 된 후에도 질병에 걸릴 확률이 높다.

● '만성 피로 증후군'을 부르는 뇌의 만성 염증

뇌에 만성 염증이 있으면 조금만 몸을 움직여도 강한 피로감과 권태감을 중심으로 여러 가지 증상이 나타난다. 이런 상태를 일반적으로 '**만성 피로 증후군**'이라고 하며, 정식 명칭은 '**근통성 뇌척수염/만성 피로 증후군** ME/CFS'이다.

증상은 실로 다양하다. 강한 피로감과 권태감을 느끼고 미열이 계속된다. 매일 두통과 복통, 신경통, 근육통에 시달리고 어지럽거나 일어서면 눈앞이 핑 돌기도 한다. 심각한 수면 장애와 지나치게 예민한 감각 때문에 괴롭고, 머리가 멍하고 기분이 가라앉아서 의욕이 생기지 않을 뿐만 아니라 조금만 움직여도 오랫동안 피로가 풀리지 않는다. 게다가 늘 불안하고 무섭다. 이처럼 다양한 증상이 어느 날 갑자기 나타나는 질병이 만성 피로 증후군이다.

일단 증상이 한번 나타나면 충분한 휴식을 취해도 피로가 풀리지 않고 몸 상태가 쉽게 회복되지 않는다. 자신이 ME/CFS라는 사실을 인지하지 못한 채로 계속 활동하다가 결국 일상생활이 힘든 상황에 이르는 사람도 꽤 있다. 그중에는 일어서지도, 움직이지도 못한 채 침대에 누워서 생활하게 되는 사람도 있다.

사실 이와 같은 병의 형태는 오래전부터 존재했다. 다만 예전에는 이른바 '의사가 고치지 못하는 병'으로 통했다. 환자들의 말을 들어 보면 그때는 병원에 가도 이쪽저쪽으로 여러 진료과만 돌아다니게 할 뿐 결국 어떤 병인지, 원인은 무엇인지, 찾지도 못하고 더 힘들기만 했다고 한다. 대부분은 검사 결과에 이상이 없으니 정신적인 문제로 보인다고 말하며, 이런저런 증상을 호소해도 알아주는 의사가 없었다고 한다.

하지만 2020년 이후에 ME/CFS에 관한 연구와 치료법 개발이 속도를 내기 시작했다. 계기는 코로나19 COVID-19였다. 코로나19에 감염되거나 백신을 맞은 사람 중에 후유증으로 ME/CFS와 비슷한 증상을 겪는 환자들이 나타났기 때문이었다. 곧바로 전 세계에서 코로나19 연구에 더해 코로나19 후유증에 관한 연구가 시작됐다.

● ME/CFS란?

현재는 ME/CFS를 일으키는 원인이 뇌의 만성 염증이라는 사실이 밝혀졌다. 장기간에 걸쳐 과도한 스트레스를 받은 몸은 염증성 메시지 물질을 생성하고, 해당 물질이 뇌 속에 침투해서 항상성 중추인 뇌실주위기관에 만성적인 면역성 염증을 일으킨 탓에 몸의 자동 조절 기능이 무너진다는 사실을 알게 됐다. 하지만 지금까지 오랜 세월 우리는 이 사실을 몰랐고, 사실 지금도 모르는 의사와 환자들이 여전히 많다. 그들은 지금도 원인을 모른 채 괴로운 일상을 견디고 있다.

유라리 작가의 『어느 날 갑자기 만성 피로 증후군에 걸렸습니다ある日突然、慢性疲労症候群になりました』는 실제 만성 피로 증후군을 앓고 있는 한 환자가 자신의 투병 생활을 그린 만화다.

저자는 갑작스럽게 나타나는 몸의 이상과 생활을 힘들게 하는 다양한 증상들, 병 때문에 주변 사람들에게 오해받아 상처 입었던 일을 비롯해 자신이 겪었던 힘든 상황들을 현실적으로 그려냈다. 이 책을 읽고 환자들이 어떤 심정으로 견디고 있는지를 알게 되자 가슴이 먹먹해졌다. 만화로 구성해서 편하게 읽을 수 있고 ME/CFS라는 질병의 실태를 파악하는 데도 많은 도움이 되는 책이니 관심이 있다면 읽어보기를 추천한다.

2016년 이전까지만 해도 대부분의 나라에서 '만성 피로 증후군'이라는 명칭만을 사용해 왔다. '만성 피로 증후군'이라는 용어는 1980년대에 미국에서 원인 불명의 심한 피로감을 호소하는 사람들의 사례를 연구하면서 사용하기 시작했고, 영문이 'Chronic Fatigue Syndrome'이기 때문에 '만성 피로 증후군'으로 번역됐다. 그런데 병명에 포함된 '피로Fatigue'라는 단어가 생각지 못한 오해와 편견을 불렀다. 사람들이 단순히 피로감이 몸에 오래 남아 있는 상태로 이해한 것이다.

"피곤해서 움직일 수 없다고? 너만 피곤해? 나도 피곤해."
"너무 피곤해서 앓아누웠다고? 엄살 좀 부리지 마."
"그냥 게으름피우고 싶은 거 아니야?"
"놀고 싶어서 잔머리 굴리는 거지?"

환자들은 안 그래도 병 때문에 힘든 상황에서 병에 관해 잘 모르는 사람들에게 오해받거나 심한 말을 들으며 편견과 냉정한 시선에 또 한번 상처받아야 했다. '만성 피로'라는 병명이 오해와 편견을 낳는 문제는 여러 나라에서 끊임없이 지적받아 왔다.

그러다 최근, 의학적 연구가 진행됨에 따라 병의 원리가 명확하게 드러났다. 만성 피로는 뇌척수 안에 있는 면역세포인 '미세아교세포'의 활성화로 인해 세균이나 바이러스성이 아닌 염증이 생기고, 신경 시냅스가 손상되면서 신경 네트워크 기능에 이상이 발생하는 질환이라는 사실이 밝혀졌다. 이에 병명을 재검토해야 한다는 목소리가 높아지기 시작했다.

그 결과 세계 각국에서는 '근통성 뇌척수염ME: Myalgic Encephalo-myelitis'과 '만성 피로 증후군CFS: Chronic Fatigue Syndrome'을 합친 병명인 '근통성 뇌척수염/만성 피로 증후군ME/CFS'을 정식 병명으로 결정하기도 했다.

성인은 증상이 6개월 이상 지속되면 ME/CFS로 진단 내릴 수 있고, 어린이나 10대 청소년은 하루라도 빨리 인지해서 대처할 수 있도록 증상이 3개월 이상 지속되면 진단 내릴 수 있다.

참고로 한국에서는 '만성 피로 증후군'이라는 병명을 사용하고 있으며, 일본과 마찬가지로 6개월 이상 지속되면 진단 내릴 수 있다. 또한, 소아나 청소년의 진단 기준이 따로 있지는 않다.

☞ 목에 나타난 이상은 우리 몸이 보내는 신호

ME/CFS는 만성 기능성 질환의 하나다. 원인을 찾기 어려운 기능적인 질환이라 오랫동안 연구에 진척이 없었지만, 통합의학을 실천하는 의료인이나 지압 치료를 활용하는 관계자들은 예전부터 ME/CFS 증상을 '부신 피로 증후군'이라 정의하고 치료에 노력해 왔다.

부신 피로 증후군은 서양의학에서 인정한 정식 병명이 아니기 때문에 공식적으로 정해진 진단 기준은 없다. 하지만 ME/CFS 증상을 이해하고 치료법을 고민할 때는 반드시 부신 기능을 고려해야 한다. 또한 요즘은 코로나19 후유증에서도 부신 기능을 문제 삼는 경우가 많다.

ME/CFS 증상을 호소하는 환자들을 진찰해 보면 목 안쪽 '비인두'에서 이상이 확인되는 경우가 많다. 정작 환자 본인은 목에서 통증이나 불편함을 느끼지 못했지만 진찰해 보면 비인두에 이상이 보였다. 비인두는 두 개의 콧구멍으로 들어온 공기가 목으로 들어가는 통로인 비강 안쪽 벽을 말하며 안쪽에 가는 털이 빽빽이 돋아나 있어서 세균이나 바이러스 같은 병원균을 걸러준다. 또한 장에 있는 융털과 마찬가지로 외부에서 들어온 이물질을 확인하는 면역기관의 역할도 한다. ME/CFS 증상을 보이는 환자들을 진찰해 보니 이 부분에 염증이 있었다. 비인두에 염증이 생기면 이물질이나 염증 유발 물질이 혈액이나 뇌척수액, 림프액을 타고 뇌간에 있는 신경과 몸 전체의 장기로 퍼져 나간다. 그 결과 우리 몸에 면역반응이 일어난다. 다시 말해 비인두는 신경계와 내분비계, 면역계, 순환계의 중심이 교차하는 중요한 질병 발생 부위병터인 셈이다. 다만, 비인두벽에 생긴 염증은 편도선 염증과는 달리 통증이 없고 그다지 불편함을 느끼지도 않는다. 증상이 없는 경우가 대부분이라 인지하지 못하는 사람이 많다.

하지만 '만성 비인두염'은 ME/CFS 외에도 신장병이나 피부병, 자가면역질환, 다발성 장기 부전을 비롯한 다양한 질병에 영향을 미친다고 알려져 있다. 반드시 치료가 필요한 질병이며 치료법으로는 코 세척과 EAT 치료Epipharyngeal Abrasive Therapy가 효과적이다. 비인두에 나타난 이상은 뇌의 만성 염증이 보이는 특징 중 하나로 일종의 뇌가 보내는 신호라고도 볼 수 있다. 따라서 몸에 나타나는 다양한 이상의 원인을 알 수 없을 때는 이비인후과에 가서 비인두에 염증이 생겼는지 확인해 볼 필요가 있다.

4

몸과 뇌에 '만성 염증'을
일으키는 질병

● ME/CFS와 유사한 질환

뇌에 생긴 만성 염증으로 인해 '근통성 뇌척수염/만성 피로 증후군ME/CFS'이 발병하는 과정을 다시 한번 정리해 보자.

① 몸의 자동 조절 기능을 관장하는 뇌실주위기관에 만성 염증이 생긴다.

② 몸과 뇌가 정보를 교환하는 과정에서 인식 오류나 오작동이 발생한다.

③ 몸과 뇌가 인식한 정보에 오차가 발생한다.

④ 자동 조절 기능이 무너지고 다양한 증상이 나타난다.

⑤ 증상을 방치하거나 몸에 부담이 가중되면 염증이 지속된다.

다만 뇌와 몸에 발생한 만성 염증이 초래하는 질병은 ME/

CFS만이 아니다. 그중에 우선 '코로나19 후유증'부터 살펴보자.

🖙 급증하는 '코로나19 후유증'

아직까지도 많은 사람이 코로나19 후유증에 시달리고 있다. 권고된 요양 기간이 끝난 후에도 증상들이 사라지지 않아서 '만성 코로나19 증후군 Long Haul COVID Syndrome(LHCS)/Post-COVID Syndrome'이라는 표현까지 생겨났다. 코로나19 후유증 환자들이 겪는 신경·정신적 증상은 주로 '피로감·권태감', '근육통·관절통', '사고력·집중력 감소 브레인포그', '기억 장애', '후각·미각 이상'이며, 이는 ME/CFS 환자들에게 자주 나타나는 증상이기도 하다.

이런 현상이 코로나19 후유증에서만 나타나는 것은 아니다. 과거에도 세균이나 바이러스로 감염된 질병에서 후유증으로 ME/CFS와 비슷한 증상을 보이는 사례가 보고된 적이 있다. 암을 유발하는 EB 바이러스 감염증이나 독감, 중증급성 호흡기 증후군 SARS, 중동 호흡기 증후군 MERS과 같은 바이러스성 전염병에 걸린 환자들도 비슷한 증상을 보였다. 다만, 코로나19 후유증은 앞에서 설명한 증상 외에도 다양한 신체적 증상을 동반한다.

코로나19 후유증의 주요 증상

발현 부위	증상
호흡기 계통	숨 참, 코막힘, 오래가는 기침 등
신경·정신 계통	브레인 포그, 권태감, 피로감, 두통, 편두통, 우울 상태, 집중력 저하, 불면증, 현기증, 공황장애, 이명, 무취증, 착취증 등
근골격 계통	근육통, 피로감, 허탈감, 관절통, 운동 불능, 운동 후 권태감, 일상생활 곤란 증상 등
심혈관 계통	두근거림, 부정맥, 레이노 증후군, 저혈압, 운동 중 빈맥 등
자율신경 계통	기립성 빈맥증, 다한증 등
소화기 계통	식욕부진, 설사, 복부 팽만감, 구역감, 구토 등
피부 계통	가려움, 발진, 피부 뜯기 등
기타	콧물, 충혈이나 눈 가려움, 탈모, 미각 장애, 안구 건조증이나 구강건조증 등

10대도 피곤하다

지금까지 코로나19 후유증으로 보고된 증상들을 정리하면 앞의 표와 같다. 이 중에서도 특히 알려지지 않은 부분이 많고 일상생활에 많은 지장을 초래하는 증상이 '브레인포그Brain fog'다. 브레인포그는 마치 머릿속에 안개가 낀 것처럼 정신이 맑지 않아서 머리가 몽롱하고 생각을 할 수 없는 상태를 말한다. 구체적인 증상은 다음과 같다.

- 다른 사람의 말을 이해할 수 없다.
- 글자를 이해할 수 없다.
- 새로운 정보를 기억하지 못하고 과거 기억도 떠올리지 못한다.
- 말이 잘 생각나지 않는다.
- 평소 하지 않던 실수를 하거나 평소 쉽게 하던 일을 하지 못한다.

이처럼 인지기능 전반에 문제가 발생한다. 이런 증상이 나타나면 머리에 무슨 문제가 생긴 건 아닌지, 언제쯤이면 괜찮아지는 건지 불안하고, 특히 10대 청소년이라면 학업에 중대한 악영향을 미치게 된다.

☞ 백신접종 후에 나타나는 코로나19 후유증 증상

코로나19 감염 예방을 위해 백신을 맞았다가 갑자기 심각한 부작용을 일으키거나 코로나19 후유증과 비슷한 증상을 겪은 사람들이 있다. mRNA 백신은 바이러스 표면단백질의 유전자 정보를 가진 mRNA 조각을 특수처리한 다음, 근육에 주사해서 체내 세포가 해당 단백질을 생성하게 하는 물질이다. 이 과정에서 일어나는 면역반응을 통해 항체를 생성해서 해당 면역세포에 기억된 바이러스의 감염을 막는 원리다.

코로나19 바이러스는 혈관내피세포와 점막상피세포에 있는 수용체에 붙어 우리 몸 안에 침투하지만, 1차로 세포성 면역반응이 바이러스와 싸우고 2차로 항체가 면역반응을 일으켜 바이러스를 공격한다. 이때 비만이나 동맥경화와 같은 지병이 있어서 바이러스에 대한 면역반응이 과하게 일어나거나 면역반응을 억제하는 기능이 약하면, 반응을 제대로 통제하지 못해서 온몸에 심한 염증 반응이 일어나고 자칫 중증으로 번질 수도 있다. 선천적으로 민감한 감각이나 체질을 가진 사람, 후천적으로 민감한 체질이 된 사람은 약한 자극에도 강한 반응을 보일 수 있으니 주의해야 한다.

따라서 코로나19 백신을 접종할 때는 부작용 위험을 신중히 검토하고, 자신의 과민성과 불내성에 관해서 충분히 고려한 후에 각자의 상황에 맞춰 판단해야 한다. '다들 맞으니까 나도 맞아야지.'라고 단순하게 생각할 문제가 아니다. 사람은 각자 다른 체질과 몸 상태, 면역반응 정도를 가지고 있으므로 자신에게 최선인 방법을 선택해야 한다. 항상 '내 몸을 지키려면 어떻게 해야 할지'를 우선에 두고 판단해야 한다는 사실을 명심하자.

● 코로나19 후유증과 백신 후유증의 차이

그렇다면 코로나19 후유증과 백신 후유증은 같은 질병일까? 다른 질병일까?

지금까지 2,000건이 넘는 코로나19 후유증 사례와 800건 이상의 백신 후유증 사례를 진찰해 온 통합의료 센터 '후쿠다 내과 클리닉'의 후쿠다 가쓰히코 부원장은 다른 병원에서 코로나 후유증으로 진단받은 환자의 80% 이상이 백신접종 이력을 가지고 있었으며, 그중 다수가 백신을 접종한 이후에 코로나19에 걸려돌파 감염 후유증이 발병한 '백신 → 코로나19 후유증' 사례였다고 밝혔다. 후쿠다 가쓰히코의 『백신 후유증 사회의 도래(ワクチン後遺症社会の到来)』 참고.

백신접종 후에도 코로나19에 감염되는 사례가 많고 감염 증상이 장기간 지속되거나 갑자기 부작용이 나타나기도 한다. 그러나 대부분은 백신접종과의 관련성을 생각하지 못한 채 코로나19 후유증으로 진단받고 치료에 들어간다. 하지만 코로나19 후유증과 백신 후유증은 병세와 증상이 다를 뿐만 아니라 진단과 치료법에도 큰 차이가 있다.

코로나19 후유증보다 백신 후유증에서 더 많이 나타나는 증상이나 질환으로는 길랭-바레 증후군이나 류머티즘 관절염과 같은 자가면역질환, 근통성 뇌척수염/만성 피로 증후군ME/CFS이나 섬유근 통증과 같은 만성 기능성 질환, 무월경이나 월경과다와 같은 생리 불순, 대상포진이나 두드러기, 홍반, 탈모와 같은 피부 질환, 자궁내막암이나 급성 림프종과 같은 터보 암, 원발부위 불명 암 등이 있다 69쪽 표 참고.

병의 진행 과정과 증상이 다양해서 원인을 알기 힘든 코로나19 후유증은 단순한 감기가 아니다. 코로나19에 걸린 적이 없는 사람이 백신으로 감염되는 경우도 위험하지만, 백신접종 이후 코로나19에 걸리는 돌파 감염은 더 위험하다. 만성적인 운동 부족과 불규칙한 생활 습관, 과도한 스트레스는 돌파 감염 위험을 높이는 요인이므로 항상 주의해야 한다.

후쿠다 부원장은 초기 감염 단계에서 서둘러 감염 예방책과 감염 후 대응책을 실천하고 백신 부작용에 관해 철저히 대비해야 한다고 강조했다. 하지만 일본의 백신접종 후 후유증 치료는 통합의학 대체의학의 실증 사례는 제쳐두고 일본의 국민건강보험법에서 지정한 진료법을 중심으로 한 가이드라인 의료에만 치중되어 있다고 지적했다. 실제로 그는 다양한 대체의학을 적극

백신접종 후 나타날 수 있는
부작용·약물 이상 반응의 증상과 진단명

발현 부위	증상
신경·정신 계통	삼차 신경통, 안면/혀 인두 신경마비, 뇌경색, 지주막하 출혈, 급성 경막하혈종, 급성 파종성 뇌척수염, 크로이츠펠트–야코프병, 조현병, 자폐증, 치매, 자살 기도
자율신경 계통	자율신경 기능 이상, 근통성 뇌척수염/만성 피로 증후군, 섬유근통증, 화학물질 과민증, 전자파 과민증
심혈관 계통	심부전, 발작성 심방세동, 협심증, 심근경색, 대동맥 박리, 측두동맥염, 사지정맥류, 림프부종, 정맥류 심부정맥 혈전증
소화기 계통	위식도역류 질환, 기능성 위장장애, 기능성 소화불량, 과민 대장 증후군, 소장 내 세균 과다증식증, 위십이지장궤양, 궤양성 대장염
혈액 계통	특발성 혈소판 감소성 자반증, 재생불량성 빈혈, 급성 림프구성 백혈병, 다발 골수종, 성인 T세포 백혈병, 림프종, 림프샘염
내분비대사 계통	갑상샘 기능 이상, 부신 피로, 만성 비인두염, (남성)갱년기 장애, 월경 곤란증(무월경), 류머티즘 관절염, 전신 홍반 루프스
호흡기 계통	기관지 천식, 기관지염, 폐렴, 수면 무호흡증
피부과 계통	대상포진 후 신경통, 연조직염, 손·발바닥 고름물집증, 탈모증
기타	악성 신생물(종양), 사고사, 전도(넘어짐)

통합의료 센터 후쿠다 클리닉 조사 자료(이전 담당의의 진단명 포함)

적으로 도입해 환자를 치료하고 있으며, 기존의 서양의학으로 는 개선하지 못하는 심각한 증상을 대체의학으로 완화할 수 있 다고 주장한다.

백신접종 후 후유증 치료를 위해 후쿠다 내과 클리닉을 찾 는 환자는 주로 40~50대 여성들이지만, 요즘은 코로나19 후유 증이나 백신 후유증으로 등교하기 힘들 정도로 몸이 안 좋다는 10대 청소년들도 많이 늘었다고 한다. 최근 1년간 상담 건수가 두 배로 늘어 800건에 달할 정도다.

지금까지 후쿠다 내과 클리닉에서 확인한 백신접종 후 부작 용·후유증이전 담당의의 진단명 포함은 실로 다양했다. 특히 탈모와 머 리를 뒤덮는 압박감, 두통, 현기증, 시력이나 시야 장애, 이명, 청 력 저하청각과민, 코막힘이나 콧물이 목뒤로 넘어가는 증상후비루, 인후두 이상감증, 미각·후각 이상, 삼차 신경통, 뇌신경 마비, 조울증, 기억력 감퇴, 환각, 이상 행동, 자살 기도와 같은 뇌신경 장애와 정신 장애, 두경부 관련 증상이나 질환이 많이 나타났다.

후쿠다 클리닉은 코로나19가 발생하기 전부터 시마네현 내 외부에 거주하는 건강한 여고생을 대상으로 생리와 생리 전 증 후군, 섭식 장애와 관련된 설문조사와 문진을 꾸준히 시행해 왔 다. 그 결과 백신을 맞은 학생들이 맞지 않은 학생들에 비해 생 리 불순이나 생리통, 생리 전 증후군, 지속적인 두통이나 현기증, 섭식 장애로 인한 체중 감소또는 급격한 증가 증상을 보이는 경우가 많다는 사실을 세계 최초로 증명했다.

코로나 사태 이전부터 컨디션 난조나 생리불순 등을 부모나 교사에게 알리지 않고 산부인과에 가서 진료를 받는 학생들이 있었다. 이런 식으로 방문하는 여학생들에게 보통 다른 병원은 백신 접종 이력을 묻지 않고 저용양의 피임약이나 진통제를 처방했다. 하지만 백신 후유증 진료에 힘쓰고 있는 이케자와 레디스 클리닉의 이케자와 다카오 원장은 2021년부터 심한 생리 불순 환자가 증가했다는 점이 백신 접종 이력과 연관이 있다는 걸 밝혀냈다. 그의 말에 따르면 생리 불순만이 아니라 쉽게 피로를 느끼거나 일어서면 눈앞이 핑 도는 증상을 비롯해 두통, 이명, 관절통, 근육통, 발진, 소화기 증상까지 추후 다양한 증상이 뒤따라 나타난다고 한다. 그는 백신접종 후 한동안은 아무 문제가 없다가 3~4개월이 지나서 뒤늦게 증상이 나타나는 백신 후유증을 '시간차 백신 후유증'이라고 명명했다.

이케자와 원장은 백신접종 후에 확실하게 생리 불순이 생겼다면 난소 기능에 이상이 없는지, 백신 후유증 증상은 아닌지, 자세한 문진과 호르몬 균형 검사, 초음파 검사를 통해 정기적으로 정밀 검사를 받아야 한다고 강조했다. 코로나19로부터 국민을 지키기 위해서라면 2,000명이 넘는 사람이 백신 관련 문제로 사망하고 2만 5,000명이 넘는 사람이 심각한 부작용에 시달려도 어쩔 수 없는 일일까? 다수를 위한 소수의 희생은 받아들여야만 하는 걸까?

일본은 아직 백신 후유증과 백신 관련 사망 피해자에 관한 충분한 구제안과 보상 방안을 마련하지 못했다. 사회생활을 지속하기 힘든 사람을 지원하는 후유증 인정 지원금 제도 도입을 요구하는 목소리가 여전히 높은 상황이다.

● 극심한 통증이 지속되는 '섬유근 통증'

몸 여기저기에 원인 불명의 심한 통증이 발생하는 '섬유근 통증'은 ME/CFS 환자들이 많이 겪는 질환 중 하나다. 근대 간호의 기초를 다진 플로렌스 나이팅게일도 섬유근 통증으로 고생했다고 알려져 있다. 또한 2017년에는 가수 레이디 가가가 자신이 섬유근 통증을 앓고 있다는 사실을 밝혀 화제를 모으기도 했다.

섬유근 통증은 장기간에 걸쳐 몸의 여러 부위에 통증이 지속되고, 잠시 증상이 나아져도 반복적으로 재발하는 특징이 있다. 대표적인 증상인 통증 외에도 몸의 경직, 극심한 피로, 불면증, 두통, 우울감, 건망증과 같이 ME/CFS에서 볼 수 있는 다양한 증상이 동반된다. 이뿐만 아니라 통증이 심하다 보니 밤에 잠들지 못하거나 자주 깨는 수면 장애를 겪는 일이 많아서 우울감을 초래하기도 한다.

통증이 발생하는 부위는 사람마다 다르다. 같은 부위에서만 통증을 느끼는 사람도 있고 통증 부위가 계속 바뀌는 사람도 있다. 주로 20대 이상의 여성에게 많이 나타난다고 알려졌지만, 이른바 '젊은 섬유근 통증'이라고 해서 어린아이에게 나타날 수도 있다. 10세 전후의 아이에게 나타나는 사례가 많고 주로 전신통, 근육통, 관절통 증상을 호소한다.

따라서 이때도 ME/CFS 증상을 염두에 두고 또 다른 증상은 없는지, 원인이 된 만성 스트레스 요인은 무엇인지를 찾아야 한다. 현재 나타난 증상이나 해당 증상의 치료에만 매달리지 말고 의사와 환자가 힘을 모아 원인이 된 증상을 찾는 일에 집중해야 한다.

섬유근 통증은 일반적인 진통제가 잘 듣지 않아서 더 괴롭다. **통증을 만드는 주체가 뇌의 만성 염증**이고, 해당 염증은 뇌와 정신, 신체의 면역 시스템이 종합적으로 얽혀 발생하기 때문에 신체적 문제를 해결하는 약만으로는 증상을 완화하기 어렵다.

🔘 화학물질 과민증과 전자파 과민증

'화학물질 과민증'도 뇌의 만성 염증 때문에 발생하는 질환 중 하나이며, 주로 다음과 같은 특징을 보인다.

① 화학물질에 반복적으로 노출되면 증상이 나타난다.

② 만성적인 증상을 보인다.

③ 이전에 겪었던 일에 다시 노출되면 증상이 나타난다.

④ 일반적으로 문제를 일으키지 않을 만큼의 소량에도 증상이 나타난다.

⑤ 원인 물질을 제거하면 증상이 개선된다.

⑥ 증상과 관련이 없는 화학물질에도 반응이 일어난다.

⑦ 증상이 여러 기관에 걸쳐 나타난다.

구체적인 증상으로는 두통, 구역질, 현기증, 두근거림, 호흡 곤란, 눈이나 목의 통증, 나른함, 피로감, 피부 홍조, 가려움, 이상 발한, 불면증, 불안감, 사고력 저하 등이 있다.

그렇다면 어떤 화학물질에 반응을 일으키는 걸까?

- 향료가 들어있는 세제, 섬유 유연제, 방향제, 냄새 제거제와 같은 생활 용품과 향수, 화장품
- 방충제, 살충제, 벌레 퇴치 스프레이, 농약

- 접착제, 도료, 왁스, 건축 자재

- 배기가스, 먼지, 담배 연기

또한 전자파에 민감한 '**전자파 과민증**'인 사람도 있다.

이들은 약한 전자파에 노출되기만 해도 두통과 메슥거림을 느끼거나 두근거림과 현기증, 구역질과 같은 증상을 보이기도 한다. 그 밖에도 심한 피로감과 집중력 저하, 단기 기억상실, 호흡 곤란, 손발 저림, 우울증 등 증상은 다양하다.

화학물질 과민증과 전자파 과민증이 같이 나타날 확률은 80%에 달하며, 일반적으로 화학물질 과민증인 사람이 전자파 과민증에 걸리는 사례는 많지만, 그 반대의 경우는 드물다고 알려져 있다. 핸드폰과 컴퓨터를 비롯해 다양한 가전제품에 둘러싸여 생활하는 현대인이 전자파를 피하기란 그리 쉬운 일이 아니다. 게다가 화학물질 과민증과 마찬가지로 전자파 과민증인 사람도 주변에서 유난을 떤다거나 그런 병이 어디 있냐, 망상이 아니냐는 눈총을 받으며 증상 자체를 부정당할 때가 많다. 그래서 더 괴로울 수밖에 없다.

하지만 오랫동안 과민 대장 증후군으로 고생했지만, 전자파를 차단한 환경에서 생활했더니 바로 증상이 좋아진 사람도 있다. 전자파 과민증도 엄연히 만성 염증이 초래하는 질병 중 하나라는 사실을 잊지 말자.

● 폭주하는 면역 체계 – 알레르기와 자가면역질환

알레르기는 일종의 면역 시스템이 보이는 과잉 반응으로, 쉽게 말해 우리 몸의 면역 시스템이 항상 켜져 있는 상태라고 볼 수 있다. 면역 시스템이 과민성자극을 평균보다 강하게 느끼는 것과 불내성증상에 저항하는 힘이 약한 것을 보인다는 말은 생물이 가진 본래의 저항력을 잃어버렸다는 뜻이다.

알레르기는 특정 물질이 체내에 '축적'되어서 나타나는 증상이 아니라 '체질'적으로 나타나는 증상이다. 즉, 컵에 물이 가득차 한계치에 다다르면 어느 순간 툭 터져 넘쳐흐르듯이 발병한다기보다는 한쪽으로 기우는 저울처럼 체질이나 환경 오염, 불규칙한 식습관, 스트레스와 같은 다양한 요인으로 면역 시스템의 균형이 서서히 기울어지면서 발병한다고 봐야 한다.

또한 알레르기 반응을 보이는 사람과 그렇지 않은 사람, 알레르기가 낫는 사람과 낫지 않는 사람, 자연적으로 증상이 사라지거나 면역이 생기는 사람이 있다는 사실도 유전적 요소와 환경적 요인, 유발인자가 면역 시스템의 균형에 영향을 미친다는 증거다. 주로 가렵고 빨갛게 부어오르며 기침이나 재채기, 가슴이 답답한 증상이 나타나지만, 여러 장기에 알레르기가 동시에 일어나 아나필락시스 쇼크를 일으키기도 한다.

한편 **자가면역질환**은 자신의 면역 시스템이 정보를 오인하고 오작동을 일으켜서 원래라면 공격하지 말아야 할 세포 단백질을 공격하는 질병이다.

자가면역질환에는 약 80가지의 질병이 있으며, 전체적으로 보면 엄청난 수의 환자가 있지만 명확한 진단이 내려진 환자는 그리 많지 않다. 현실에서는 대부분 진단받기도, 치료하기도 어려운 질환이다. 여성 환자가 압도적으로 많고80% 기능성 질환인 ME/CFS와 마찬가지로 괴로운 증상과 끝없는 검사, 차도가 없는 치료, 환자의 말을 귀담아듣지 않는 의사가 환자를 더 힘들게 하는 병이기도 하다.

● 장의 방어벽이 무너져서 생긴 염증 '장 누수'

입→식도→위→십이지장→소장→대장→항문. 사람이 음식을 먹거나 마시면 입에서부터 하나로 연결된 소화기관을 거치면서 소화되고 배설된다. 소화기관은 음식물을 통해 들어오는 외부 이물질에 직접 노출되는 부위이므로 하나의 관처럼 이어진 소화기관의 내강內腔은 '내부에 있는 외부 장기'라고도 볼 수 있다.

그중에서도 장은 여러 가지 물질을 흡수하는 기관이다. 장내 세균을 비롯해 체내 면역세포의 70%가 장에 모여있는 이유는 그만큼 외부에서 들어오는 이물질에 대한 방어력을 높여야 하기 때문이다.

또한 뇌혈관에 독성물질이나 이물질의 침입을 막는 혈액뇌장벽BBB이 있듯이 장점막에도 '**밀착연접**tight junction'이라는 기능이 있다. 밀착연접을 통해 표층 세포가 서로 강하게 연결되어 장 내부 공간에 있는 독소나 분해되지 않는 음식물, 약물, 병원균이 몸 안으로 침투하지 못하게 막는다. 하지만 일상 스트레스나 설탕 과다 섭취, 글루텐 불내증, 과식으로 인한 소화불량, 의약품, 알코올과 같은 요인으로 장내 유익균의 기능이 약해지고 유해균이 번식해 장점막이 파괴되면 장에 염증이 생긴다. 염증이 생기면 원래는 혈액에 흡수되지 않아야 할 물질이나 세균이 밀착연접을 뚫고 몸 내부로 침투한다. 이런 상태를 '**장 누수**Leaky Gut'라고 한다.

장을 통해 들어온 물질이 혈관과 림프관을 타고 이동하면 이물질을 감지한 면역세포가 바로 출동해서 면역반응을 일으키고 림프샘이 부어오른다. 이물질과 싸우기 위해 몸 여기저기에서 염증 반응과 알레르기 반응이 일어나고, 해당 반응들이 체내 스트레스를 유발해 결국 염증이 뇌까지 번질 수도 있다.

● 장내 환경의 균형을 유지해 주는 유해균

장 염증에 관해 이야기하는 김에 장내 환경에 대해서도 간단히 살펴보자. **장내 환경은 장 속에 있는 세균의 균형에 따라 달라진다.** 누구나 한 번쯤은 '유익균', '유해균', '기회균'이라는 말을 들어 본 적이 있을 것이다. 유익균은 몸에 선한 영향을 미치는 세균이며, 반대로 유해균은 몸에 나쁜 영향을 미치는 세균을 의미한다. 기회균은 장내 환경에 따라서 유익균이 되기도, 유해균이 되기도 하는 균이다.

일반적으로 장내 존재 비율이 '**유익균 20%, 유해균 10%, 기회균 70%**'인 상태가 가장 이상적이라고 알려져 있다. 다만, 유익균도, 유해균도 될 수 있는 기회균이 70%나 차지하고 있는 만큼 장내 세균의 균형은 언제든지 쉽게 변할 수 있다는 점에 주의해야 한다.

단순히 생각하면 유익균이 많고 유해균이 적어야 좋은 환경이라고 생각할 수 있지만, 사실 그렇지 않다. **장 속에는 유익균만이 아니라 되도록 다양한 균이 존재하는 것이 좋다.** 다양한 균이 있어야 장 상태가 좋아지고 건강을 유지할 수 있다. 유해균이라고는 해서 무조건 우리 몸에 해를 입히지는 않는다. 소화와 흡수를 돕고 면역 기능을 높이려면 반드시 유해균도 있어야 한다. 실제로 유해균이 전혀 없으면 유익균의 활동도 둔해진다. 유해

균에게도 분명 존재의 의의가 있다.

우리 몸 안에는 원래 좋은 기능을 하는 물질과 나쁜 기능을 하는 물질이 함께 존재한다. 나쁜 물질이라고 해서 전부 없애야 하는 것이 아니라 우리 몸에 해가 되는 물질과 함께 공존하면서 적당한 균형을 유지하는 것이 중요하다. 선인지 악인지, 백인지 흑인지 딱 잘라 정할 필요는 없다.

● 조용한 살인자, 만성 염증

몸과 뇌에 발생한 만성 염증은 다양한 질병을 유발한다. 하지만 급성 **염증 반응은 긴급 사태에 대비해 우리 몸을 지키는 중요한 방어 시스템**이기도 하다. 몸에 침입한 이물질이 감지되면 세포성 면역 기능이 발동하고 이물질을 제거하는 과정에서 염증 반응이 일어난다. 하지만 이때 파괴된 세포와 조직은 염증이 나으면서 다시 복구된다.

따라서 **염증이 생기는 현상 자체는 문제가 아니다. 다만 염증이 오랜 기간 낫지 않고 만성으로 굳어지면 문제가 될 수 있다.** 항상성에 이상이 생겨 가속과 제동을 적절히 구사하던 우리 몸의 균형이 깨지면 염증이 낫지 않고 만성으로 굳어진다. 이런 상태가 되면 우리 몸은 계속해서 에너지를 소모하게 된다.

하지만 안타깝게도 **만성 염증은 스스로 알아차리기 힘들다.** 메

타트론Metatron과 같은 에너지 측정기기를 이용해 검사해 보지 않는 한 어느 부위에 염증이 발생했는지 특정할 수 없다. 우리가 왠지 몸이 이상하다고 느낄 때는 이미 만성 염증으로 인해 세포 단계에서부터 에너지가 고갈되고 있는 상태일지도 모른다. 만성 염증을 '조용한 살인자Silent killer'라고 부르는 이유가 여기에 있다.

따라서 **염증을 키워 만성 염증으로 번지지 않도록 하는 노력이 가장 중요하다.** 왜 몸의 항상성이 깨졌는지를 생각해 보고 식사와 운동, 생활 습관을 고쳐 보자. 병을 이겨낼 발판을 마련하려면 생각하고, 느끼고, 살아가는 모든 방식을 과감하게 바꿔야 한다.

지식편 종합

병을 키우고 싶지 않다면
이것만은 반드시 지키자

지금까지 이 책을 통해 왠지 모르게 몸이 안 좋았던 이유가 뇌에 생긴 만성 염증이 몸의 자동 조절 기능을 무너뜨려서 여러 가지 증상을 초래했기 때문이라고 설명했다.

과학이나 보건 교육 시간에 우리 몸에 관해 자세하게 다루지 않다 보니 몸의 조직이나 세포의 기능, 체계를 이해하기가 쉽지만은 않았을 것이다. 하지만 컨디션 난조는 결코 남의 일이 아니다. 누구에게나 일어날 수 있고 나도 모르는 사이에 내 몸에서도 일어날 수 있다. 따라서 알아야 하고, 알려고 노력하는 자세가 중요하다.

몸의 자동 조절 기능에 이상이 생긴 상태를 방치하면 증상이 점점 심해지다가 결국은 진짜 심각한 질병에 걸릴 수도 있다.

이쯤에서 병을 키우지 않기 위해 명심해야 할 사항, 반드시 지켜야 할 일들을 다시 한번 정리해 보자.

① 몸에 이상 증상이 나타나는 이유는 몸의 자동 조절 기능에 문제가 생겼기 때문이다. 무너진 자동 조절 기능을 바로 잡자

우리 몸은 항상성homeostasis을 통해 '체내 환경이 일정한 범위를 벗어나지 않도록' 조절해서 건강한 상태를 유지한다. 다시 말해 건강하다는 말은 항상성이 제대로 기능하고 있는 상태를 의미한다. 몸이 이상하다면 항상성에 이상이 생겼거나 균형이 깨졌다는 말이다. 다만 몸에 이상이 생겨도 자동 조절 기능이 제대로 작동하고 있다면 우리 몸은 자연적으로 회복한다. 따라서 문제의 본질은 제대로 작동하지 않는 자동 조절 기능에 있다고 생각해야 한다. 앞으로는 이상이 발생한 부위나 증상만 고치면 된다는 생각을 버리고, **몸과 뇌, 우리 몸 전체가 관련된 문제로 인식하자.**

- 불규칙한 수면과 각성 리듬
- 바람직하지 않은 식습관과 생활 습관
- 끊임없는 생리적, 정신적 스트레스 자극
- 알레르기와 과민증

이런 요소들은 항상성을 깨트리는 원인인 동시에 결과이기도 하다. 해당 요소들로 인해 몸과 뇌에 만성 염증이 생기고, 염증이 자율신경과 면역, 호르몬, 순환 시스템에 영향을 미쳐 세포 단계에서부터 이상이 발생하기 때문에 또다시 해당 증상들이 나타난다. 이와 같은 만성 기능성 질환은 양약의 힘만으로는 치료하기 어렵다.

가장 효과적인 치료 방법은 무너진 몸과 뇌의 항상성을 바로 잡고 우리 몸속 가속과 제동 기능의 균형을 되찾아 '자연치유력'이 제대로 발휘되도록 하는 것이다. 그러려면 삶의 방식은 물론, 생각하고 느끼는 모든 방식을 바꿔서 **생활 습관을 통해 몸 상태를 바로 잡아가야 한다.** 우선은 기본적인 자세부터 고쳐 보자.

- 몸이 스트레스 반응을 일으킬 만한 자극은 피한다.
- 익숙하더라도 몸이 원하지 않는 행동이나 습관은 과감히 버린다.
- 몸에 편하고 즐거운 일을 한다.

구체적으로 어떤 행동을 하면 좋을지, 왜 그렇게 해야 하는지에 관한 내용은 뒤에 이어지는 '실천편'에서 자세히 살펴보도록 하자. 자기 몸을 정확하게 파악하고 어떻게 대처해야 할지를 알면 스스로 건강 상태를 조절할 수 있다. 컨디션 난조와 각종 질병에 시달리던 인생을 내 힘으로 바꿔보자.

② 안전하고 안심할 수 있는 장소를 찾아라

마음 푹 놓고 안전하게 지낼 수 있는 곳이 있는가? 이런 질문을 받으면 대부분 집을 떠올릴 것이다. 하지만 이런저런 사정 때문에 집이 안전하고 안심할 수 있는 장소가 되지 못하는 사람도 있다. 설령 당신이 그런 상황에 놓여 있더라도 **포기하지 말고 믿을 수 있는 어른을 찾길 바란다.**

믿을 수 있는 어른이란 나를 이해하고 존중해 주는 사람, 마음을 터놓고 말할 수 있고 나의 실패를 너그럽게 감싸주는 사람, 진정한 내 편이라고 생각할 수 있는 사람을 의미한다. 다시 말해 '심리적 안전감'을 느낄 수 있는 사람이다.

담임 선생님일 수도 있고 학교의 심리 상담 선생님일 수도 있다. 당신이 매일 다니는 곳에 있는 심리 전문가일 수도 있고, 또는 당신과 관련 있는 시설의 직원이나 자원봉사자일 수도 있다. 이 세상 어딘가에는 당신에게 도움의 손길을 내밀고 의지가 되어줄 어른이 반드시 있다. 그러니 포기하지 말고 마음을 활짝 열어 믿을 수 있는 어른을 찾아보자.

종종 어른에게는 왠지 말하기 껄끄럽다면서 또래 친구에게만 고민을 털어놓는 학생들을 본다. 물론 같은 고민을 안고 서로를 위로하고 격려하는 또래 친구가 있으면 큰 힘이 된다.

하지만 또래 친구는 당신과 똑같다. 아직은 세상의 냉정한 현실에 맞서기 위한 인생의 경험이나 폭넓은 지혜가 부족하다. 즉, 당신에게 현실을 바꿀 방법을 가르쳐 줄 수 있는 상황이 아니다. 고민과 고통을 함께 나눌 상대가 있다는 사실은 다행이지만, 간혹 함께 괴로워하다가 고통 속에 파묻혀 같이 무너지기도 한다.

그러니 되도록 믿을 수 있는 어른을 찾아 의지하도록 하자. **꼭 꼭 잠가둔 마음의 문을 열면 분명 당신 가까이에 있는 어른 중에 당신의 이야기를 들어줄 사람, 마음이 통하는 사람이 있을 것이다.** 안전하고 안심할 수 있는 장소란 그 사람의 보살핌을 받으며 생활할 수 있는 환경을 말한다.

그 사람에게 당신이 무엇을 바라는지, 어떤 도움을 받고 싶은지 말해 보자. 그렇게 누군가와 이어지고, 마음을 나눌 수 있는 안전하고 편안한 환경과 인간관계 속에서 자신의 감정과 감각을 정확히 깨닫게 되면 스스로 자신에게 맞는 '마음의 안식처'를 찾을 수 있다. 그곳에서 마음의 안정을 얻을 수 있다.

몸과 마음은 이어져 있다. 마음의 안식처를 찾아 흥분 상태를 다스리는 일도 흐트러졌던 몸의 자동 조절 기능을 되찾는 방법의 하나라는 사실을 잊지 말자.

몸 상태가 안 좋아서 병원에 갔지만 원인을 알 수 없고, 자신이 겪는 증상을 알아주기는커녕 병명도 알 수 없는 상황이 벌어지면 누구나 불안하고 초조해서 답답해질 수밖에 없다.

의사는 '질병'에 관한 전문가다. 하지만 표에 나와 있지 않고 검사를 해도 알 수 없는 인간의 심층 심리와 주관적 감각까지는 의사도 파악하기 어렵다. 결국 **내 몸 상태를 가장 잘 아는 주치의는 나 자신이다.** 원인을 알 수 없는 컨디션 난조가 계속된다면 당신의 몸과 뇌에 발생한 만성 염증 때문에 자동 조절 시스템에 이상이 생겼다는 신호다.

이때는 병원 검사를 통해 이상이 생긴 부위를 찾아 치료하는, 다시 말해 약이나 영양제를 먹어서 일단 증상을 없애는 방식이 아니라, 통증이나 피로와 같이 몸에서 느껴지는 감각을 신호로 삼아 **스스로 고쳐 보겠다는 마음가짐을 갖는 것이 무엇보다 중요**하다.

다만, '스스로 고쳐야 한다는 마음가짐'이라고 해서 의료기관을 멀리하고 제멋대로 판단해도 된다는 뜻으로 오해해서는 안 된다. **몸이 안 좋아서 일상생활에 지장이 생길 정도로 힘든 상황이라면 인터넷으로 정보를 검색해서 자신의 증상을 이해해 줄 만한 의료기관을 찾아보자.** 일단은 증상을 이해하는 의사에게 진찰받아 몸이 어떤 상태인지 정확히 확인하는 일이 먼저다.

소아청소년과는 아이들의 건강과 관련된 모든 문제를 다루는 진료과로, 부위와 증상에 관계없이 진찰받을 수 있다. 다만 일본은 소아청소년과에서 진료받을 수 있는 나이가 원칙적으로 만 15세까지로 정해져 있다.* 만 15세를 넘으면 성인과 똑같이 증상에 따라 나눠진 진료과를 찾아가야 한다. 하지만 만성 기능성 질환의 경우, 증상과 병의 진행 상태가 다양하고 사람마다 개인차도 크다. 이렇다 보니 도대체 어느 진료과로 가야 하는지 판단하기 어려울 때가 많다. 이때는 기존에 다니던 소아청소년과 선생님에게 인터넷으로 알아본 정보를 바탕으로 스스로 정리한 생각을 설명하고, 어떤 진료과로 가면 좋을지 상담받도록 하자.

만약 상담할 소아청소년과 선생님이 없다면 인터넷으로 종합적인 관점에서 환자를 진찰하는 의사, 즉 '종합진료'를 할 수 있는 의사를 알아보고 위치가 조금 멀더라도 해당 병원을 찾아가서 진료받기를 바란다.

한국의 '가정의학과'와 유사한 일본의 '종합진료과'는 장기별로 전문 분야를 나눈 서양의학의 문제점을 보완하기 위해 개설된 진료과다. 종합진료과에서는 특정 장기나 질환을 전문적으

---

* 한국은 보통 만 19세까지이고 성인도 진찰받을 수 있기는 하다.

로 진찰하기보다는 환자가 겪는 증상을 몸 전체의 문제로 보고 다각적으로 진료를 수행한다.

물론 종합진료과라고 해서 모든 사례에 바로 정확한 진단을 내릴 수는 없다. 하지만 적어도 몸과 마음은 하나라는 생각을 바탕으로 종합적인 관점에서 진찰받을 수는 있다.

넓은 시야로 환자를 보고 근본적인 진단과 치료를 수행하는 의사를 만나면 환자도 마음을 놓을 수 있다. **치료의 첫걸음은 자신의 힘든 상황에 꼼꼼히 귀 기울여 주고 이해하며 공감해 주는 의사를 찾는 일**이다. 힘들고 괴로운 당신의 증상을 이해하고 당신의 이야기를 진지하게 귀담아듣는지가 좋은 의사를 판별하는 기준일 수 있다.

④ '진정한 편안함'이란 무엇일지 생각해 보라

솔직히 나도 모르는 사이에 생긴 몸과 뇌의 만성 염증이 만성 기능성 질환을 일으킨다는 설명은 이해하기 쉽지는 않다. 금방 낫지 않는다고 설명해도, 환자라면 누구나 지금보다 조금이라도 편해질 방법을 알고 싶어 하기 마련이다.

하지만 서양의학에서 처방하는 약은 '대증요법'이기 때문에 병의 근본적인 원인을 개선하는 치료법이 아니다. 불편한 증상을 일시적으로 완화해 줄 수는 있어도 병의 근본적인 문제를 해결해 주지는 않는다. 원인이 되었던 생활 환경과 식습관, 생활 습관을 바꾸지 않으면 증상은 금세 다시 나타난다.

근본적인 문제를 해결하려면 우리 몸이 좋아하는 일을 해야 한다. 몸을 편하게 해야 우리 몸의 자동 조절 기능이 원활하게 돌아가고 면역 시스템도 강화된다. 그래야 결론적으로 만성 염증도 가라앉힐 수 있다.

다만 면역 시스템이 튼튼하다는 말은 무조건 면역 작용이 활발하게 일어난다는 뜻은 아니다. 몸의 기능을 작동시키거나 멈추게 하는 면역세포가 균형을 유지하며 일하는 상태를 의미한다. 신경이나 호르몬, 순환기 계통의 작용과 마찬가지로 면역반응도 너무 강하거나 너무 약하면 좋지 않다. 면역반응을 잘 조절해서 일정한 범위를 유지하는 것이 중요하다.

몸과 뇌의 자동 조절 기능은 흑 아니면 백, 0 아니면 100과 같이 꺼졌다 켜졌다 하는 기능이 아니라, 쉬지 않고 변하면서 균형을 유지하는 기능이다. 우리 몸과 뇌가 가진 자연치유력은 실로 굉장한 능력이다. 자연치유력을 되찾는 것이야말로 진정한 편안함을 얻을 수 있는 최고 방법이라는 사실은 몇 번을 강조해도 지나치지 않다. 이러한 자연치유력은 몸과 뇌를 소중히 여기고 감사하는 마음에서 생겨난다. 자연치유력이 있을 때, 즉 항상성이 유지되고 있을 때 우리 몸은 다음과 같은 힘을 발휘할 수 있다.

- 위험으로부터 우리 몸을 지키려는 힘

- 이상이 발생해도 스스로 치유하려는 힘

- 몸 상태를 일정한 범위로 유지하려는 힘

이와 같은 힘을 발휘하기 위해서라도 항상 몸과 뇌의 상태를 주의 깊게 살피도록 하자.

지친 몸을 달래주는 습관

part.2

실천편

지금부터는 안 좋은 몸 상태를 개선하고 몸과 뇌에 만성 염증이 생기지 않게 관리하기 위해서 지켜야 할 습관에 관해 이야기해 보자.

컨디션 난조가 오래 이어지다가 결국 질병으로 발전하는 사례를 보면 평소 바람직하지 않은 생활 습관이 쌓이고 쌓여서 발병하는 경우가 많다. 이런 사람은 생활 습관을 바꿔서 망가진 몸의 자동 조절 기능을 바로잡으면 자연스럽게 몸 상태도 좋아진다.

하지만 그렇다고 해서 지금부터 소개하는 내용을 하나도 빠짐없이 실천해야만 몸이 좋아질 수 있는 것은 아니니 처음부터 지나친 부담을 느낄 필요는 없다.

차근차근 실천하다 보면 지금까지 자신이 무엇을 하지 못했는지, 평소 무심코 하던 행동이 몸에 얼마나 큰 부담을 주었는지 깨닫게 될 것이다. 새롭게 알게 된 사실들을 바탕으로 습관을 바꾸는 일부터 시작하자. 첫 각오와 첫발이 가장 중요하다.

다만 최소 3주는 꾸준히 실천해야 습관을 바꿀 수 있다. 도중에 지키지 못한 날이 있더라도 포기해서는 안 된다. 완벽하게 하려고 할수록 의지가 꺾이기 쉽다는 사실을 명심하자. 목표를 정했다면 도중에 작은 실패가 있더라도 포기하지 말고 끝까지 나아가야 한다. 꾸준한 노력이 결국은 힘이 되어 돌아온다. 그렇게 하나씩 천천히 몸에 좋은 습관을 늘려가자.

바뀐 습관을 통해 실제로 효과를 느끼면 어떤 행동이 몸에 좋은지, 어떻게 행동해야 우리 몸이 좋아하는지를 깨닫게 되고, 해야 하는 행동과 하지 말아야 할 행동을 저절로 구분하게 된다. 그렇게 습관이 바뀌고 몸의 자동 조절 기능이 원활하게 돌아가면 당연히 몸 상태도 개선된다.

① 몸을 생각해서 영양이 풍부한 식사를 하고 체온을 유지한다.

② 뇌에 충분한 수면과 영양분을 공급한다.

③ 생활 속에서 운동과 휴식의 균형을 맞춘다.

④ 즐겁고 설레는 일로 마음을 달랜다.

몸과 뇌의 건강을 유지하는 포인트가 여기에 있다. 지금부터 위의 네 가지 사항을 염두에 두고 실천 방법을 하나씩 자세히 살펴보자.

1

아침에 일어나
햇빛 쏘이기

생체리듬, 아침

우리 몸속 시스템은 '생체리듬circadian rhythm'이라는 주기에 맞춰 돌아간다. 생체리듬은 빛에 따라 약 24시간 주기로 반복되며 이 주기에 따라 생체시계가 수면·각성 리듬도 조절한다.

체내의 모든 세포가 생체시계를 가지고 있으며, 뇌실주위기관의 하나인 시각교차 위핵이 이 기능을 관리한다. 시각교차 위핵은 빛을 통해 시간의 흐름을 감지하는데, 이때 빛을 감지하는 센서가 뇌 중심에 있는 내분비기관 '송과체솔방울샘'다. 송과체가 세로토닌과 멜라토닌을 생성해서 생활 리듬을 일정하게 유지할 수 있도록 몸의 기능을 조절한다. 그뿐만 아니라 고차원 에너지의 수신기와 변환기 역할도 담당한다. 또한 생체시계 주기에는 개인차가 존재해서 24시간보다 긴 사람도 있고 짧은 사람도 있다.

그렇다 보니 원래의 수면·각성 리듬과 실제 생활 리듬 사이에 차이가 생기면 생체시계가 틀어지고 결국 몸과 뇌의 자동 조절 기능도 무너질 수 있다.

수면·각성 리듬에서 가장 중요한 요소는 '빛'이다. 눈을 통해 들어온 빛이 시각교차 위핵과 송과체를 자극하면 우리 몸의 생체시계가 아침이 되었음을 인지한다. 즉, **빛은 생체시계를 원점으로 돌릴 수 있는 효과적인 수단이다.** 그러니 아침에 눈을 뜨면 방안에 **햇빛이 들어오도록 커튼부터 활짝 열어야 한다. 창문을 열어서 눈으로 빛을 보고 뇌로 느껴야 한다.** 태양 빛이 얼마나 고마운 존재인지 느끼면 저절로 힘이 솟아날 것이다.

밖으로 나가서 아침 햇볕을 쐬이며 산책하거나 가벼운 체조를 하는 방법으로도 생체시계를 원점으로 되돌릴 수 있다. 걸으면서 근육과 뼈를 움직이면 몸이 뇌로 보내는 메시지 물질을 만들어 내기 때문이다. 몸도 마음도 지치고 피곤한 상태가 계속된다면 매일 아침 꾸준히 햇빛을 마주해 보자. 햇빛만으로도 몸에 활력을 채울 수 있다. 만성 기능성 질환은 쉬기만 해서는 절대 낫지 않는다. 생활 방식을 바꿔서 몸과 뇌가 움직이도록 해야 한다.

Tip!

**햇빛을 쏘이면 생체시계를 조절해서
생체리듬을 바로 잡을 수 있다.**

10대도 피곤하다

2

아침밥으로
몸 깨우기

실천 키워드

생체리듬, 아침, 식사

아침에 특히 더 기운이 없다는 사람을 보면 대부분 아침밥을 거른다. 식욕이 없다거나 조금이라도 더 자고 싶다는 이유 때문이다. 하지만 **햇빛을 충분히 쏘이며 가벼운 운동을 하면 식욕은 저절로 따라오기 마련이다.**

아침밥은 **몸을 깨우는 핵심 요소**이기도 하다. 그중에서도 가장 중요한 행동이 '씹기저작운동'다. 음식물을 씹는 행동은 뇌를 활발히 움직이게 하고 타액 분비를 촉진할 뿐만 아니라 소화를 도우며 입속을 깨끗하게 해서 충치도 예방해 준다. 따라서 아침이 되면 우선 햇빛으로 뇌를 깨우고 가벼운 운동으로 몸까지 깨운 다음, 아침밥을 먹고 파이팅을 외치며 몸과 뇌를 활발하게 움직여야 한다. 몸과 뇌를 함께 깨우면 그때부터 교감신경이 움직이기 시작한다.

Tip!

**아침밥을 거르면
생체리듬이 크게 틀어질 수 있다.**

3

오후 3시 전에
30분 이내로 낮잠 자기

실천 키워드

생체리듬, 아침, 낮, 수면

휴일이 되면 일찍 일어날 필요가 없으니 점심까지 느긋하게 늦잠을 자는 사람도 있다. 평소의 수면 부족을 해소하기 위해 몸이 원하는 대로 따르는 것도 나쁘지는 않지만, 그러다 늦잠을 자는 습관이 생겨 버리면 생체리듬이 틀어져서 결과적으로 항상성에도 영향을 미치게 된다. 그러니 **기상 시간은 되도록 일정하게 유지하도록 하자.**

대신 낮에 졸음이 쏟아지면 낮잠을 자면 된다. 낮이라도 식후나 머리가 몽롱할 때는 짧게 잠을 자면 집중력을 높일 수 있다. 낮잠이 머리를 맑게 해서 학습 효율을 높인다는 사실은 과학적으로도 증명된 바 있다. 그래서 요즘은 학교나 회사에서 낮잠이나 선잠을 장려하기도 한다.

낮잠 자기에 가장 좋은 시간은 점심 식사를 마친 이른 오후다. 수면 시간이 부족하지 않은데도 오후 2시쯤에 졸음을 느끼는 현상은 생체리듬상 자연스러운 반응이다. 이때 **30분 이내로 짧게 선잠을 자도록 하자.** 실제로 잠을 잔다기보다는 눈을 감고 뇌를 쉬게 하는 행동에 의미가 있다.

다만 낮잠 시간이 길어지면 밤에 잠이 오지 않을 수도 있고, 이 또한 생체시계를 망가뜨리는 원흉이 된다. 따라서 같은 맥락에서 늦은 오후에는 낮잠을 자지 않는 편이 좋다. **오후 3시 이후에는 졸리더라도 낮잠을 자지 않도록 주의하자.**

만성 기능성 질환을 앓는 사람은 뇌실주위기관에 생긴 만성 염증 때문에 수면·각성 리듬이 깨져서 밤에 불면증에 시달리거나 잠을 푹 자지 못하는 경우가 많다.

하지만 그렇다고 시간에 상관없이 졸릴 때 무조건 자면 수면 시간이 조금씩 뒤로 밀려 결국 24시간을 한 바퀴 돌게 될 수도 있다. 그렇게 되지 않으려면 아침마다 몸과 머리를 확실하게 깨워서 리듬이 일정하게 반복되도록 해야 한다. 이럴 때는 동물이나 식물을 키워보면 어떨까? 아침저녁으로 산책을 시켜주거나 손질을 해줘야 하는 존재가 당신의 기상 스위치를 켜줄지도 모른다.

Tip!

매일 일정한 시간에 일어나고,
졸리면 낮잠이나 선잠으로 정신을 깨운다.

4

즐길 수 있는
운동 찾기

실천 키워드

생체리듬, 면역력 높이기

스포츠 관련 동아리 활동을 하는 청소년이라면 매일 몸을 충분히 움직이겠지만, 평소에 딱히 스포츠를 즐기지 않고 주로 실내에서만 활동한다면 자칫 운동 부족에 빠지기 쉽다. 또한 감각이 예민한 사람도 대부분 몸을 움직이는 일을 별로 좋아하지 않는다.

하지만 격렬한 운동을 할 필요는 없으니, 잠깐이라도 즐겁게 꾸준히 할 수 있는 운동을 찾아보자. 운동으로 체온을 올리면 신진대사와 체내 순환 기능이 활발해지고, 꾸준히 하다 보면 심폐기능도 좋아져서 쉽게 지치지 않는 튼튼한 몸을 만들 수 있다.

운동은 크게 두 가지로 나눌 수 있는데, 첫 번째는 근육을 움직이는 에너지로 산소를 흡수해 체지방을 태우는 '유산소 운동' 이고 두 번째는 짧은 시간에 강한 힘을 내야 하는 '무산소 운동' 이다. 같은 '달리기'라도 러닝처럼 오래 달리는 운동은 유산소 운동이고, 순발력이 필요한 단거리 달리기나 근력 운동은 무산소 운동이다. 하지만 유산소 운동이든, 무산소 운동이든 상관없다. 가벼운 마음으로 잠깐이라도, 일주일에 딱 한 번이라도, 운동을 하면 항염증 작용이 일어난다. 운동을 해서 항염증 작용을 반복적으로 일으키면 차츰 염증에 강한 몸으로 단련된다.

매일 20분에서 30분 정도는 운동을 반드시 해야 한다고 주장하는 사람도 있지만, 만성 기능성 질환을 앓는 사람이라면 10분도 좋고 5분이어도 상관없다. 우선은 **스스로 부담을 느끼지 않는 선에서 즐겁게 몸을 움직이는 습관을 들여 보자.** 실제로도 매일 운동을 해서 근육에 자극을 주기보다는 하루씩 거르면서 근육을 풀어주는 편이 더 효과적이라고 한다.

자전거를 타고 자연을 느끼면서 평소 가지 않던 곳에 가보는 건 어떨까? 그런 마음이라면 즐겁게 운동할 수 있지 않을까? 만성 스트레스에 시달리는 사람은 교감신경이 항진된 상태이기 때문에 이를 진정시키기 위해 부교감신경도 계속 일할 수밖에 없다. 적당한 운동은 지친 부교감신경을 회복시킬 뿐만 아니라 심장 움직임을 제어하고 장 움직임을 활발하게 하는 효과도 있다.

아침에 일어나면 식사 전에 집 주변을 걸어도 좋고, 댄스 동영상을 보면서 춤을 추거나 초보도 할 수 있는 요가 동영상을 보면서 동작을 따라 해도 좋다. 무엇이든 좋다. 재밌어 보이고 관심이 가는 일이라면 꼭 도전해 보기를 바란다. 다양한 시도를 통해 자기에게 맞는 적당한 운동을 찾아보자.

Tip!

운동은 꾸준히 하는 것이 가장 중요하다.
힘들지 않고 즐겁게 할 수 있는 운동을 찾아보자.

10대도 피곤하다

5

밤에는
강한 빛을 피하기

실천 키워드

생체리듬, 밤, 긴장 완화 효과

앞에서 아침 햇빛이 강력한 각성 효과를 발휘한다고 설명했다. 그런데 빛은 각성만이 아니라 수면에도 영향을 미친다.

아침 햇빛을 마주하는 동시에 분비되기 시작하는 각성 호르몬, '세로토닌'은 낮 동안 계속 분비된다. 이때 분비된 세로토닌을 원료로 졸음을 유발하는 호르몬 '멜라토닌'이 생성되고 밤에는 멜라토닌이 분비된다.

따라서 낮에 어두운 실내에만 있으면 세로토닌이 분비되지 않을뿐더러 밤에 분비할 멜라토닌도 만들 수 없다. 다시 말해 **낮에 햇빛을 충분히 쏘여서 세로토닌을 듬뿍 만들어야 각성 정도가 올라가서 활동적으로 움직일 수 있고, 또한 밤에 편히 잠들 수 있게**

도와주는 멜라토닌 분비량도 늘릴 수 있다.

그런데 저녁부터 밤사이에 분비되는 **멜라토닌은 스마트폰이나 컴퓨터 화면에서 나오는 '블루 라이트'를 감지하면 분비되지 않는 특성이 있다.** 밤에 멜라토닌이 분비되지 않으면 우리는 졸음을 느끼지 못하고, 이는 생체시계가 틀어지는 원인이 될 수 있다.

우리가 쉽게 잠들지 못하거나 깊게 자지 못하는 이유는 뇌실 주위기관에 발생한 만성 염증 때문만이 아니라 멜라토닌이 분비되지 않아서 그럴 수도 있다. 따라서 밤에는 블루 라이트에 노출되지 않도록 주의해야 한다.

예전에는 실내에서 받을 수 있는 빛 자극이 조명과 텔레비전 정도였지만, 요즘은 가족 모두가 각각 스마트폰이나 게임기, 컴퓨터, 태블릿과 같이 강한 빛을 내는 디지털 기기를 가지고 있다. 하지만 밤에도 이런 디지털 기기의 빛에 계속 노출되면 멜라토닌이 분비되지 않아 편히 잠들 수 없다. 그러니 **적어도 취침 한 시간 전에는 디지털 기기를 손에서 내려놓자.**

특히 이불 속에서 스마트폰을 보는 행동은 금물이다. 아예 침실에 스마트폰을 가지고 들어가지 않는 것이 가장 좋은 방법이지만, 요즘은 스마트폰의 알람 기능을 사용하는 사람이 많으니 어쩔 수 없는 면도 있다. 그렇다면 적어도 침대에서 일어나지 않으면 집을 수 없는 위치에 두도록 하자. 손에 닿지 않으면 밤에 무심코 스마트폰을 보는 일을 줄일 수 있다.

또한 너무 밝은 조명도 피해야 한다. 밤에는 조명의 밝기를 낮추고 주광색 전구를 사용하거나 간접 조명을 쓰는 편이 좋다. 물론 기본적으로 잘 때는 불을 꺼야 한다.

tip!

밤에는 강한 빛을 피해야 몸이 푹 쉴 수 있다.

6

잠자기 90분 전에
입욕하기

실천 키워드

생체리듬, 밤, 입욕, 긴장 완화 효과, 수면

빛의 작용 못지않게 숙면에서 빼놓을 수 없는 중요한 요소가 '체온'이다. 인간의 체온은 종일 오르락내리락하며 미세하게 변화를 거듭한다. 밤에는 낮게 유지되다가 새벽녘부터 서서히 오르기 시작해서 활발히 움직이는 낮에 가장 높아지고, 저녁에는 다시 떨어진다. 완만한 파형을 그리며 오르내리는 것이 체온 변화의 올바른 리듬이다.

하지만 생체시계가 틀어지면 체온 변화의 리듬도 어그러진다. 밤에는 심부체온이 내려가야 편안하게 잠을 푹 잘 수 있다. 하지만 뇌실주위기관에 만성 염증이 발생해서 **체온조절 기능에 문제가 생기면 몸이 잘 준비를 제대로 할 수 없다.** 쉽게 말해 몸이 수면 모드로 바뀌지 못한다는 뜻이다.

수족냉증이 있는 사람들은 종종 발이 시려서 잠을 잘 수 없다고 호소하지만, 사실 발이 차가워지는 이유는 체온이 떨어져서가 아니다. 옷으로 허리나 엉덩이, 허벅지를 꽁꽁 감싼 탓에 교감신경이 자극을 받아 혈액순환이 원활하지 않아서 손발이 차가워지는 것이다.

그럴 때는 따뜻한 물에 몸을 담가 목욕을 해보면 어떨까? 몸이 따뜻해지면 자연스레 졸음이 몰려오고, 개운하게 푹 자고 일어날 수 있다. 아마 대부분 실제로 이런 경험을 해본 사람도 많을 것이다. 목욕 후 몸 안이 따뜻해지면 심부체온 뇌와 장기를 비롯한 몸 내부의 온도이 상승하고, 우리 몸은 열을 내리기 위해 손이나 발의 피부를 통해 외부로 열을 방출한다. 이 작용을 '열방산'이라고 한다.

열방산 작용을 통해 체내의 열이 몸의 표층부로 이동하기 때문에 손발이 따뜻해진다. 이는 심부체온이 내려가고 있다는 증거이며, 우리는 이때 졸음을 느낀다.

일반적으로 체온은 밤이 되면 서서히 떨어지기는 하지만 전신욕이나 반신욕을 해서 체온을 한번 올렸다가 떨어뜨리면 감소 폭을 더 크게 만들 수 있다. 또 **체온이 떨어지는 동안에는 장기에서 뇌로 전달되는 정보가 줄어들어 졸음을 느끼게 된다.**

심부체온은 입욕 후 60~90분이 지나면 충분히 올라간다고 한다. 따라서 **취침 예정 시간 90분 전에 전신욕이나 반신욕을 하면 적당한 시간에 졸음이 몰려와 바로 잠들 수 있고, 깊게 푹 잘 수도 있다.**

잠을 푹 자고 싶다면 **몸의 표면이나 손발을 통해 체내의 열을 내보내서 자연스럽게 체온이 떨어지는 시스템을 적극 활용해야 한다.** 수족냉증이 있다고 해서 양말을 신고 자면 발에서 느껴지는 압박감 때문에 교감신경이 자극을 받아 혈액순환에 좋지 않고, 결과적으로 열방산 기능을 방해해 오히려 역효과를 초래한다.

그 밖에도 하반신 운동 부족이나 지나친 냉방, 스트레스, 샤워, 약, 음식과 같은 요소들도 몸을 차게 만들 수 있으니 주의하자.

Tip!

**몸의 심부체온이 떨어질 때
기분 좋은 졸음이 몰려온다.**

7

조용한 휴식으로
하루를 마무리하기

실천 키워드

생체리듬, 밤, 긴장 완화 효과

현대인은 하루를 살아가며 매일 엄청난 양의 정보를 처리한
다. 신체를 둘러싼 내·외부 환경은 물론 뇌 안팎에서 생성되는
정보까지, 의식이 향하는 대상이 바뀔 때마다 수많은 정보가 끊
임없이 흘러들어온다. 의외로 뇌는 어떤 일에 집중하고 있을 때
보다 멍하니 아무 생각도 하지 않을 때 산소를 더 많이 소비한
다고 한다.

하지만 뇌에 만성 염증이 발생하면 몸 내부에서 보내는 정보
가 뇌에 제대로 전달되지 않고 외부에서 들어온 정보도 처리하
지 못하게 된다. 뇌에서 생성된 정보만 넘쳐나다 보니 결국 머
리가 몽롱하고 개운하지 않은 상태가 된다.

이렇게 뇌가 과열됐을 때는 '마음챙김Mindfulness 명상'이 도움이 된다. 외부에서 들어오는 정보자극를 차단하고 몸 안에서 생성된 정보감각에 집중한 다음, 뇌에서 흘러나온 정보잡념는 가볍게 받아넘기고 편안한 마음으로 현재에 집중하는 방법이다. 마음챙김 명상법은 2007년에 미국 비즈니스 업계에서 열풍을 일으켰던 긴장 완화법으로, '마음챙김 혁명'이라고까지 불리며 전 세계로 퍼져나갔다. 지금은 스포츠 분야와 교육 분야에서도 널리 활용하고 있어서 유튜브로도 쉽게 찾아볼 수 있다. **하루에 20~30분이면 충분하니 잠시라도 정보의 홍수에서 벗어나 보자.**

가장 좋은 시간은 밤에 자기 전이다. 잠자리에 들기 1~2시간 전에 목욕을 마쳤다면 그다음은 휴식 시간을 가지면 어떨까? 눈과 뇌를 강하게 자극하는 디지털 기기를 잠시 내려놓고 음악을 듣거나 책을 읽고, 일기를 쓰거나 스트레칭을 하면서 조용히 시간을 보내보자. 긴장을 풀어주는 효과가 있는 아로마 향을 활용하는 것도 좋은 방법이다.

종일 바쁘게 일한 뇌를 진정시키려면 몸이 기분 좋게 느끼는 감각에 집중해야 한다. 그래야 편안하게 잠들 수 있다.

part.2 실천편

8

충분한 수면 시간
확보하기

실천 키워드

생체리듬, 수면, 면역력 높이기

당신이 몇 시간을 잤을 때 가장 컨디션이 좋은지 알고 있는가? 적정 수면 시간은 사람마다 다르기 때문에 절대적인 기준은 없다. 하지만 양호한 건강 상태를 유지하려면 나이에 따라 기본적으로 수면 시간을 어느 정도 확보해야 하는지에 관한 기준은 있다.

예를 들어 14~17세에는 '8~10시간' 정도의 수면이 이상적이다. 하지만 그 나이 또래의 학생 중에 권장 시간만큼 잠을 자는 사람은 매우 드물 것이다. 심지어 한국이나 일본의 경우 어른, 아이 할 것 없이 모두 수면 시간이 부족한 경향을 보인다.

수면은 단순한 휴식이 아니다. 우리가 잠을 자는 사이에도 몸 안에서는 다양한 시스템이 열심히 돌아가며, 렘수면REM, 얕은 잠과

논렘수면Non-REM, 깊은 잠이 약 90분 주기로 번갈아 나타나는 양상을 보인다. 그중에서도 특히 깊은 잠논렘수면에 빠졌을 때는 수면과 각성을 조절하는 호르몬 및 성장 호르몬이 분비된다. 또한, 기억이 정착되거나 뇌에 쌓인 노폐물이 제거되는 등 다양한 신체기능이 정비되기도 한다. 따라서 수면 시간이 부족하면 우리 몸은 수면 중에 해야 하는 정비를 충분히 마칠 수 없다.

수면 부족 상태가 지속되어 만성이 되면 '수면 부채' 상태에 빠져 낮에도 활동성이 떨어지고 몸 안에 스트레스가 쌓이게 된다. 게다가 수면 부채는 바로 해소되지 않기 때문에 결국 만성 스트레스로 번지고 비만에도 영향을 준다. 비만은 몸의 만성 염증을 초래하는데, 이 염증이 다시 수면 장애를 초래하는 악순환이 이어진다.

이런 악순환을 끊어내려면 일단 자신이 매일 몇 시간을 자는지, 수면 시간을 확인해야 한다. '수면표'를 작성하거나 스마트폰의 수면 관리 앱을 활용하면 쉽게 확인할 수 있다. 필요한 수면 시간을 확보하기 위해 몇 시에 잠자리에 들어야 하고 몇 시에 일어나야 하는지를 정해두자. 하루 일정은 필요한 수면 시간을 최우선으로 고려해서 짜야 한다. 수면 시간만큼은 절대 줄여서는 안 된다.

10대도 피곤하다

9

숙면을 방해하는
요소 줄이기

실천 키워드

생체리듬, 수면, 면역력 높이기

그렇다면 수면은 시간만 충분히 확보하면 되는 걸까? 그렇지는 않다. 시간만큼 수면의 '질' 또한 매우 중요하다. 시간만 보면 충분히 자고 있는데도 이상하게 피로가 풀리지 않고 아침에 상쾌하게 일어나지 못한다면 잠을 깊게 자지 못했기 때문일 수 있다.

사람의 몸은 깊은 잠 논렘수면에 빠져 있을 때 뇌척수액을 다량으로 흘려보낸다. 이는 뇌 속에 쌓인 노폐물을 씻어내 림프액으로 내보내는 역할을 한다. 또한 수면 중에는 일정한 주기로 얕게 잠들어 꿈을 꾸는 상태 렘수면가 나타나는데, 이때 뇌 속 혈류량이 증가해 혈액 속 노폐물이 제거된다. 다시 말해 뇌 속 노폐물을 제거하려면 얕은 잠과 깊은 잠이 번갈아 나타나야 한다.

따라서 잠을 푹 자야 뇌가 피로를 풀고, 깨어나기 위한 만반의 준비를 마친 상태로 상쾌한 아침을 맞이할 수 있다.

만약 잠을 푹 자지 못하고 중간에 자주 깬다면 이유는 두 가지로 추정할 수 있다. 하나는 침구의 푹신한 정도나 높이가 맞지 않기 때문이다. 매트리스나 패드가 너무 딱딱하거나 반대로 너무 푹신하면 자는 도중에 몸의 뒤척임을 방해해서 편하게 잘 수 없다.

베개 높이도 중요하다. 베개 높이가 맞지 않으면 자는 동안 편하게 호흡할 수 없고, 코골이나 무호흡 증상을 초래해 뇌로 전달되는 산소의 양이 부족해질 수 있다.

또한 건강한 수면 리듬을 만들려면 기본적으로 뇌 온도를 낮춰야 한다. 수면 중에 부교감신경이 활성화되어 몸의 표면온도를 올리고 땀으로 열을 방출하려면 보온·보습성은 물론 통기성까지 좋은 침구를 사용하는 것이 좋다.

특히 베개는 뇌의 열이 직접 전달되는 부분이므로 베개를 고를 때는 푹신한 정도나 편안한 느낌만이 아니라 열을 잘 방출하는 소재인지도 꼼꼼히 따져야 한다. 면이나 삼베, 폴리에스터와 같이 되도록 열기를 머금지 않는 소재를 추천한다.

숙면을 방해하는 또 한 가지 요인은 스트레스다. 자고 싶어도 도무지 잠이 오지 않을 때는 우선 자신의 심리적 스트레스 상태와 정신 상태를 확인하고, 만성 피로 상태는 아닌지 고려해서 그에 맞는 대책을 세워야 한다. 다만 물리적 원인 때문일 수도 있으니 그 전에 다음 사항부터 확인해 보자.

- 자기 전에 장시간 스마트폰과 같은 디지털 기기를 사용하지는 않았는가?
- 조명은 껐는가?
- 영상이나 음악을 틀어놓지는 않았는가?
- 참기 힘들 만큼 배가 고프지는 않은가?
- 학교를 마치고 돌아와서 피곤하다는 이유로 저녁때쯤 선잠을 자지는 않았는가?
- 저녁을 늦게 먹어서 소화가 다 되지 않은 상태는 아닌가?
- 자기 전에 커피나 콜라, 에너지드링크와 같이 카페인 함량이 높은 음료를 마시지는 않았는가?
- 실내 온도는 적정한가?
- 침구가 뒤척이기에 불편하지는 않은가?

편안한 수면을 위해서는 어떻게 하면 푹 잘 수 있을지를 생각하는 '가산법'보다는 어떤 요소가 숙면을 방해하는지를 생각해 해당 요소를 제거하는 '감산법'이 더 효과적이다.

Tip!

**수면의 질을 높여
뇌가 푹 쉴 수 있도록 해주자.**

10대도 피곤하다

10

균형 잡힌
식사하기

실천 키워드

면역력 높이기, 식사

　가벼운 염증이라도 만성적으로 오래 지속되면 면역과 호르몬 시스템의 균형이 깨지거나 장내 환경이 나빠져서 질병에 걸리게 되고 결국 염증이 뇌까지 번진다.

　몸에 염증을 일으키는 주요 원인으로는 만성 질병과 알레르기, 술, 독성물질, 스트레스, 수면 부족, 비만을 꼽을 수 있다. 그 밖에도 당이나 탄수화물, 가공식품 위주로 식사를 하거나 트랜스지방과 오메가6 지방산을 과다하게 섭취해도 염증을 일으키는 원인이 된다. 따라서 몸과 뇌의 만성 염증을 고치려면 무엇보다 스트레스를 줄이고 잠을 푹 자면서 균형 있는 식사를 하는 것이 중요하다.

무엇을 어떻게 먹을지는 건강만이 아니라 일상생활에도 많은 영향을 미치는 중요한 요소다. 끼니를 거르거나 편식하는 등 식사를 제한적으로 하는 것은 인생을 제한하는 것과 마찬가지라는 말이 있다. 그만큼 **식사는 항상성 유지를 위한 기본이자 핵심 요소다.**

뇌에 만성 염증이 있으면 소화가 안 될 때 답답함을 느끼는 등 몸 내부의 이상을 감지하는 '내장감각'이 둔해진다. 맛있다고 느끼는 음식을 맛있다고 느낄 수 있는 만큼만 먹는 감각이 무뎌지기 때문에 균형 잡힌 식사를 하기가 어렵다.

따라서 만성 염증이 있다면 식단을 짤 때 사람의 치아 구성비를 바탕으로 한 이상적인 식사 균형을 참고하는 것이 좋다. 쉽게 말해 동물성 단백질, 채소·해조류·과일, 곡물을 각각 1:2:5라는 비율에 맞춰 식단을 짜면 된다. 작은 생선은 껍질과 뼈, 머리까지 통째로 먹고 채소는 잎, 껍질, 뿌리까지 먹는다. 즉 '자연 상태 그대로 전부' 먹어야 좋다『소식·무식욕·쾌식'의 시대로-'음식의 지배'에서 벗어나 자유로워지는 방법(小食·不食·快食の時代へ 「食のとらわれ」から自由になる 方法)』 하세쿠라 미유키·나루미 슈헤이 공저.

그런데 우리는 왜 과식하게 되는 걸까? 작가 하세쿠라 미유키는 그 이유를 다음과 같이 설명했다.

① 인류의 유전자에 각인된 기아飢餓에 대한 기억

② 부모나 학교를 통해 배운 습관

③ 식품 첨가물이나 설탕이 가진 중독성

우리의 의식 속에 뿌리내린 '상식'에 의문을 제기하며 먹는 양을 줄이고, 첨가물이나 설탕의 과다 섭취에 주의하면서 미각을 되찾도록 하자.

tip!

무엇을 어떻게 먹을지
꼼꼼히 따진다.

11

영양소에
관심 가지기

실천 키워드

면역력 높이기, 식사

우리 몸에는 주요 다섯 가지 영양소_{탄수화물, 지질, 단백질, 미네랄, 비타}
_민가 필요하다. 탄수화물과 지질은 주로 활동 에너지원으로 쓰
이며 단백질은 몸을 구성하고, 비타민과 미네랄은 몸의 기능 조
절을 돕는다. 기본적으로 우리는 이 5대 영양소를 골고루 섭취
해야만 건강한 몸을 유지할 수 있다.

필요한 영양소를 적절히 섭취하기 위해 우선 어떤 식품에 어
떤 영양소가 들어있는지 알아보자. 영양소를 잘 이해하기 위해
서는 '몸을 구성하는 기능', '에너지원', '몸 상태를 조절하는 기
능'으로 나눈 '삼색 식품군'과 이를 조금 더 세분화해서 영양소
별로 정리한 '여섯 가지 기초 식품군'을 참고하면 좋다.

다음 그림에 제시된 식품들을 매일 골고루 먹고 있는지 확인해 보자. '여섯 가지 기초 식품군'에 속한 음식을 매일 빠짐없이 먹고 있다면 나는 균형 잡힌 식사를 하고 있다고 당당하게 말해도 좋다.

영양소와 식품군에 관한 지식을 늘 염두에 두면 자신에게 어떤 영양소가 부족한지를 알 수 있다. **10대 때는 생명 유지를 위한 영양분에 더해 '발육과 발달을 위한 영양분'도 필요하다. 특히 칼슘과 마그네슘, 철분이 중요**하다.

- **칼슘**: 뼈뿐만 아니라 신경계와 근육의 발육을 위해서도 필요하다.
- **마그네슘**: 세포 내부는 칼슘 농도가 낮아서 내부와 외부의 농도 차이가 1만 배에 달한다. 이때 세포 내부의 칼슘 농도를 낮게 유지하는 기능을 담당하는 영양소가 마그네슘이다. 세포 내부의 칼슘 농도가 높아지면 부정맥이나 다리 근육 경련이 발생할 수 있다.
- **철분**: 몸속 철분의 3분의 2는 적혈구의 헤모글로빈 안에 들어있으며 나머지는 간과 비장에 축적된다. 철분이 부족한 상태가 장기간 이어지면 빈혈이나 아토피, 뇌장애가 발생할 수 있다.

(Tip!)

몸은 우리가 먹은 음식으로 만들어진다

삼색 식품군과 6가지 기초 식품군

6가지 기초 식품군

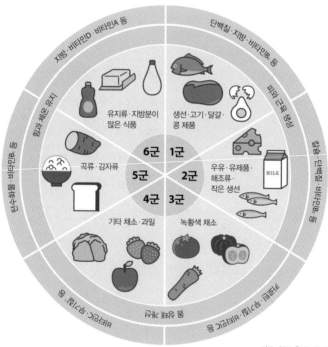

자료: 일본 후생노동성

＊ 미네랄(칼슘, 마그네슘, 철, 칼륨, 나트륨 등)

10대도 피곤하다

12

발효식품과 식물성 섬유질로 장내 환경 개선하기

면역력 높이기, 식사, 장내 환경

균형 잡힌 식단을 아무리 신경 써도 애초에 음식을 소화 시키고 흡수하는 장 기능이 좋지 않으면 아무 소용이 없다. 게다가 장은 다양한 면역세포가 존재하는 장기인 만큼 장 상태는 면역과 신경, 호르몬, 환경에 지대한 영향을 받는다.

그만큼 중요하고 예민한 장기인지라 최근 일본에서는 장내 환경을 개선하는 활동, 일명 '장활腸活'이 주목을 모으고 있다. **장활법의 핵심은 '식사', '운동', '수면'이다.**

① **식사**: 장내 세균 활성화에 좋은 식품을 먹는다.
② **운동**: 염증을 없애고 부교감신경을 강화해 장 기능을 활발하게 한다.

③ **수면:** 각성과 수면의 균형을 맞춰 장 기능을 조절한다.

건강한 몸을 만드는 과정은 장에서부터 시작한다고 해도 지나치지 않다. 장내 세균총 장내 플로라의 균형을 유지하면서 염증 발생을 막으면 면역 기능이 무너질 일이 없고, 설령 무너졌다고 해도 다시 건강한 상태로 되돌릴 수 있다.

그렇다면 장 건강에는 어떤 음식이 좋을까? 대표적으로 **발효식품과 식물성 섬유질**을 꼽을 수 있다. 발효식품은 유산균과 국균, 낫토균과 같은 미생물을 이용해 식품을 발효 효소나 유기물로 분해하는 과정 시켜 만든다. 발효식품에 들어있는 '생 유익균'은 음식을 분해하고 소화·흡수를 촉진하는 장 기능을 도와준다.

주요 발효식품으로는 요구르트, 치즈, 낫토, 된장, 김치, 쌀겨장아찌가 있으며, 말린 가다랑어나 죽순 절임, 감주, 나타데코코 코코넛 젤리의 일종도 발효식품에 속한다. 그리고 식물성 섬유질도 유익균 늘리기에 효과가 좋은 식품이다.

사실 인간이 가진 소화 효소로는 식물성 섬유질을 분해하지 못한다. 따라서 소화·흡수되지 않은 상태 그대로 소장을 지나 대장으로 내려가고, 대장에 도착한 식물성 **섬유질은 유익균을 위한 영양분이 되어 유익균의 증식을 돕는다.**

식물성 섬유질은 주로 채소 특히 뿌리채소와 해조류, 버섯류에 많다. 씹을 때 질긴 식감을 가진 식재료는 물론, 해조류, 오크라, 낫토, 미역귀, 참마와 같이 끈적끈적한 식재료에도 섬유질이 많다는 사실을 기억해 두자.

또한 **올리고당도 유익균의 양분**이 된다. 올리고당은 포도당에 과당이 2~10개 정도 연결된 당을 말하며, 대장 속 뷰티르산균 _{낙산균, 대장에 존재하는 장내 세균으로 뷰티르산을 생성하는 세균의 총칭}의 증식을 도와 면역력을 높인다. 올리고당은 콩과 양파, 우엉, 파, 당근, 아스파라거스, 바나나 등에 들어있다.

13

뇌 염증을 막아주는
'오메가3 지방산' 섭취하기

실천 키워드

면역력 높이기, 식사, 장내 환경

식사를 통해 피로를, 그중에서도 특히 뇌의 피로를 풀고 싶다면 주로 어떤 영양소를 섭취해야 할까?

단연코 **오메가3 지방산**이다. 오메가3 지방산은 **건강에 꼭 필요한 '필수지방산'으로 분류된** 영양소이지만 체내에서는 **생성되지 않는 물질**이다. 따라서 반드시 음식을 통해 보충해야 한다.

오메가3 지방산은 고등어, 정어리, 꽁치와 같은 등푸른생선이나 명란젓과 절인 연어알 같이 생선알로 만든 식품에 많다. 또한 호두와 아마씨유, 들기름과 같은 식물성 식품에도 오메가3 지방산이 많이 들어있다.

한편 소고기, 돼지고기, 달걀, 버터와 같은 동물성 지방이나 샐러드유, 참기름에 많은 오메가6 지방산도 오메가3와 마찬가지로 필수지방산이다. 오메가3와 오메가6는 둘 다 중요한 성분이다. 다만, 기능은 정반대라 둘 사이의 균형을 유지하는 것이 중요하다. 그런데 현대인의 식습관을 살펴보면 과거에 비해 오메가6의 섭취 비중이 상당히 늘었고, 특히 10~20대 젊은 층의 식단을 보면 오메가6를 과도하게 섭취하는 경향이 보인다. 오메가3가 부족해서 두 영양소의 균형이 깨지면 뇌가 피로를 느끼고 뇌에 염증이 발생할 수 있다. 그렇게 한 번 염증이 발생하면 치료하기가 쉽지 않다.

따라서 균형 유지를 위해서라도 오메가3가 많은 식품을 적극적으로 섭취해야 한다. 등푸른생선을 싫어하는 사람이라도 조림 형태로 요리하거나, 통조림을 활용한다면 잘 섭취할 수 있지 않을까? 아니면 요리할 때 마지막에 아마씨유나 들기름을 살짝 뿌려서 거부감을 줄이는 방법도 있다.

오메가3 외에 염증을 억제하거나 염증 확산을 막아주는 효과가 있는 영양소로는 '항산화 비타민'으로 알려진 비타민A, C, E와 같은 비타민군과 폴리페놀, 카로티노이드가 있다.

각 영양소는 어떤 식품에 많이 들어있는지 살펴보자.

- 비타민A: 동물의 간, 장어, 녹황색 채소 등

- **비타민C:** 녹황색 채소, 과일, 감자류 등

- **비타민E:** 어패류, 견과류 등

- **폴리페놀:** 블루베리, 콩, 깨, 메밀, 녹차 등

- **카로티노이드:** 녹황색 채소, 과일, 새우나 게와 같은 갑각류, 연어나 송어 등의 어류

영양소의 균형을 생각해서 해당 식품들도 골고루 섭취하는 것이 좋다.

Tip!

**뇌의 피로를 풀어주려면
'오메가3'가 많은 음식을 먹어야 한다.**

14

정크푸드를 먹기 전에
한 번 더 고민하기

실천 키워드

면역력 높이기, 식사, 장내 환경

컵라면, 햄버거, 피자, 튀김, 과자……. 10대 청소년 중에 이 음식들을 싫어하는 학생이 얼마나 될까? 우리는 이런 음식을 통틀어 '정크푸드Junk food'라고 한다. 간편하게 먹을 수 있고 대중의 입맛에 맞춰 만든 완전 조리식품가공식품이다.

하지만 **정크푸드만으로는 영양소를 균형 있게 섭취할 수 없다.** 열량이 높고 염분과 지방, 당분 함량도 높지만, 비타민과 미네랄은 거의 들어있지 않기 때문이다. 또한 여러 가지 식품 첨가물을 사용한다는 점도 마음에 걸린다.

가공식품에는 감칠맛을 내기 위해 글루탐산이나 아스파트산과 같은 아미노산을 첨가한다. 식품 첨가물이라고 해서 무조건 몸에 해가 된다고 볼 수는 없지만, 해당 성분을 필요 이상으로 섭취하면 소모되지 못한 성분이 몸에 축적될 수밖에 없다. 불필요하게 쌓인 아미노산은 뇌신경을 자극해 흥분 상태가 지속되게 할 뿐만 아니라 독소로 작용해 세포 내부의 칼슘 농도를 높이고 세포를 파괴할 수도 있다.

정크푸드만 지나치게 섭취해서 필요한 영양소의 균형이 깨지면 면역 시스템에 이상이 발생하게 되고, 결국 툭하면 몸이 안 좋아지거나 외부에서 침투한 세균이나 바이러스에 대한 저항력이 약해진다. 또한 열량이 높은 음식을 계속 먹으면 비만이 될 수도 있다.

솔직한 심정으로는 영양 균형이 맞지 않는 정크푸드는 절대 먹지 말라고 말하고 싶지만, 그렇다고 먹고 싶다는 욕구를 완전히 무시하고 이론만 내세우고 싶지도 않다. 그러니 먹을 때는 적어도 **영양적인 부분을 고려해서 균형을 맞출 수 있는 음식과 함께 먹도록 하자.**

예를 들어 지금까지 패스트푸드 가게에서 햄버거와 감자튀김, 탄산음료를 자주 먹었다면 앞으로는 감자튀김을 샐러드로 바꾸고 탄산음료 대신 채소 주스나 우롱차를 마시는 건 어떨까? 메뉴를 조금만 조정하면 비타민이나 미네랄도 함께 먹을 수 있다.

점심을 편의점 음식으로 때운 날에는 저녁에 채소 위주의 식사를 하면 된다. 한 끼 식사가 아니라 하루 동안 섭취하는 영양소의 균형을 맞춘다는 관점이 중요하다.

정크푸드라는 사실은 알지만 그래도 먹고 싶어서 참을 수가 없다면 '지금은 먹어도 돼, 하지만 내일은 절대 먹지 않을 거야.'라는 식으로 '긍정적 자기 암시affirmation'를 걸어보자.

tip!

정크푸드의 문제점을 제대로 인지하고
대처 방법을 생각해 보자.

15

과도한 영양제 섭취를
자제하기

실천 키워드

면역력 높이기, 장내 환경

만성 기능성 질환처럼 몸과 뇌에 생긴 만성 염증이 에너지를 몽땅 빨아들여 소모해버리면 식사를 챙겨 먹는 일조차 버거워 질 때가 있다. 그러다 자칫 몸에 필요한 영양소가 부족해질 수도 있으니 이때는 염증을 다스릴 영양 보충제를 먹여야 한다.

요즘은 시중에 다양한 영양제가 나와 있다. 각종 영양제를 보다 보면 필요한 영양소를 전부 영양제로 먹어도 되지 않을까? 라는 생각이 들기도 한다. 영양제는 식품에 들어있는 특정 성분을 농축해서 만들기 때문에 확실하고 효과적으로 영양소를 보충할 수 있는 수단이고, 건강 증진에도 도움이 된다고 알려져 있다. 하지만 아무리 몸에 좋다고 해도 장기간에 걸쳐 많은 양을 먹는 일은 삼가도록 하자.

한 번에 여러 종류의 영양제를 먹으면 몸이 전부 분해·흡수할 수 없기 때문에 오히려 컨디션이 더 안 좋아질 수도 있다. 많이 먹는다고 무조건 건강에 좋지는 않다.

영양제는 원칙적으로 식사로 채우지 못한 영양소를 보충하기 위한 수단으로 생각해야 한다. 어디까지나 보조적인 역할을 할 뿐이므로 식사 전후에 먹어야 식사를 통해 얻은 영양소와 합쳐져 더 효율적으로 흡수된다. 다만, 영양제에 의존하기 전에 먼저 평소 식사할 때 한 번 더 영양 균형을 생각하는 습관을 들여보길 바란다. 그것이야말로 건강한 몸을 만드는 지름길이 될 것이다.

tip!

영양제는 어디까지나 식사의 부족한 부분을
보충해 주는 식품이다.

16

에너지드링크
멀리하기

면역력 높이기, 카페인

  적은 양을 먹고, 습관적으로 먹지만 않는다면 술은 긴장을 풀어주고, 카페인은 각성 효과를 높여주며, 단 음식은 사람을 행복하게 만들어 준다. 술, 카페인, 단 음식은 하나같이 효과가 즉시 나타나는 편리한 음식이다. 하지만 술과 카페인은 정서를 불안정하게 만드는 대표적인 물질이기도 하다. 카페인은 주로 커피와 홍차, 녹차, 우롱차, 자스민차, 콜라, 에너지드링크에 들어있으며 초콜릿이나 코코아 역시 적지 않은 카페인을 함유하고 있다.

  술은 적은 양만 마셔도 수면의 질을 떨어뜨리고, 간이 알코올 성분을 분해하려면 몸에 필요한 비타민 B군, 니아신, 아연과 같은 영양소를 대량으로 사용해야 한다.

물론 10대 청소년이 술을 마실 일은 없다고 생각하지만, 만에 하나 호기심으로라도 절대 입에 대서는 안 된다. 또한 단 음식은 먹으면 맛있고 기분이 좋아지며 안정되는 듯한 행복감을 느낀다. 뇌에서 쾌락 호르몬이 분비되기 때문이다. 따라서 단 음식을 지나치게 많이 먹어서 쾌락 호르몬이 과도하게 분비되면 감정을 마비시키거나 계속 먹고 싶다고 느끼는 중독 증상이 나타날 수 있다. 스스로 자각하지 못해 계속해서 단 음식을 먹으면 비만과 당뇨병, 고혈압과 같은 생활습관병으로 발전하게 된다.

몸에 독이 되는 음식을 계속 먹으면 몸에 만성 염증이 생겨 신체 감각이 둔해지기 때문에 자각 증상을 느끼지 못하게 된다. 그래서 안 좋은 습관으로 오랫동안 몸에 부담을 주었더라도 이상을 느끼지도 못하고, 몸에 염증이 발생했다는 사실을 알아차리지 못하는 사람이 많다. 그러다 몸의 자동 조절 기능이 한계에 달하면 갑자기 건강이 나빠지고, 그대로 원인을 찾지 못한 채 몇 년씩 고통에 시달리기도 한다.

요즘 10대 청소년 중에는 에너지드링크를 습관적으로 마시는 학생이 많다고 한다. 카페인에는 각성 작용이 있다. 우리가 가장 주의해야 할 부분은 카페인이 각성 작용을 통해 '피로를 느끼는 기능'을 제대로 작동하지 못하게 한다는 점이다. 카페인은 신경을 흥분시켜 피로를 느끼는 기능을 마비시킨다.

다시 말해 **에너지드링크를 마셔서 피로가 '풀리는 것'이 아니라 피로를 '느끼지 못하는 것'일 뿐이다.** 마시면 일시적으로 졸음이 깨고 힘이 나지만 그만큼 원래 쉬어야 할 시간에 과도한 에너지를 쓰게 된다. 따라서 카페인 효과가 떨어지면 마시기 전보다 오히려 더 피곤함을 느끼는 금단 증상이 나타나고, 그래서 또 마시게 되는 의존증으로 번질 수 있다.

카페인은 뇌와 심장의 흥분을 억제하는 아데노신의 작용을 방해한다. 그 결과 교감신경이 흥분해서 소화, 흡수 기능이 나빠지고 불안, 긴장, 초조, 불면과 같은 증상도 심해진다.

특히 10대 청소년은 이성을 관장하는 뇌의 발달이 활동을 관장하는 뇌의 발달을 따라가지 못하기 때문에 원래도 성인보다 흥분을 잘 억제하지 못한다. 그만큼 카페인 성분에 민감하게 반응하고, 그래서 더 위험하다. 에너지드링크는 되도록 마시지 말자.

tip!

**에너지드링크는
피로를 느끼지 못하게 할 뿐이다.**

17

'항균제'
사용 줄이기

항생물질항균제, 항생제은 세균감염증에 효과가 좋은 약이다. 단, **질병을 일으킨 세균만이 아니라 장 속에 있는 유익균까지 같이 죽이기도 한다.** 장내 유익균이 줄어들면 장 내벽에 상처가 생기고, 밀착되어 있던 상피 세포간결합이 느슨해져서 그 결과 해로운 병원체곰팡이, 기생생물, 병원균, 부패균, 바이러스와 중금속, 유해화학물질들이 장 밖체내으로 새어 나가게 된다장 누수. 이렇게 장 내벽이라는 방파제가 무너지고 장에서 만들어진 면역력이 약해진다. 세균을 죽이는 뛰어난 능력이 항생물질의 장점이자 단점인 셈이다.

문제는 또 있다. 항생제를 많이 사용하면 세균도 저항력을 키워서 약이 잘 듣지 않는 '약제 내성균'이나 진균곰팡이균이 증식하게 된다. 예를 들어 기회균인 칸디다균 곰팡이균의 일종은 거의 모든 사람이 몸 안에 가지고 있는 균이며, 그 양이 적을 때는 따로 문제를 일으키지 않는다. 하지만 항생제 복용으로 장내 세균의 균형이 깨지면 장 속에서 증식하기 시작하고, 결국 장을 빠져나와 체내로 유입된다. 칸디다균이 체내에 침입하면 몸은 물론 뇌에도 염증을 일으킨다. 혈액뇌장벽 BBB이 없는 뇌실주위기관까지 그 염증이 번지면 미각이나 호르몬 분비에 이상을 초래하게 되고, 칸디다균이 좋아하는 당질 함량이 높은 음식을 찾게 된다.

그래서 **요즘은 전 세계적으로 되도록 항생제를 사용하지 않는 추세다.** 하지만 우리 주변을 둘러보면 '항균', '제균', '살균'을 내세운 가공 제품들이 여전히 많다. 옷이나 일상용품, 위생용품, 가전제품을 비롯해 항균 관련 제품들을 일상생활에서도 쉽게 접할 수 있다.

물론 일상생활에서 사용하는 항균 제품의 살균효과는 그다지 강력하지 않고, 대부분은 세균이 표면에 잘 붙지 않도록 가공한 정도이기는 하다. 하지만 **세균은 생존을 위협받으면 '내성'을 키워서 더 강력한 형태로 변이하는 특성을 가졌다.** 이곳저곳에 항균 스프레이 같은 제품을 자주 뿌리면 항균물질을 이겨내는 '내성균'이 나타날 확률도 같이 높아진다는 사실을 잊지 말자. 항균 효과가 있는 제품에 지나치게 의존하는 것도 바람직하지는 않다.

현대인은 높아진 위생 관념의 영향으로 청결을 중시하게 된 나머지 약으로 자기 주변에 있는 모든 균을 없애는 일에 집착하는 경향이 있다. 하지만 인간이 약을 쓰면 쓸수록 균도 더 강력하게 진화한다.

몸을 지키려면 일단은 이물질을 멀리해야 하지만, 그뿐만 아니라 이물질이 몸 안으로 들어와도 백혈구가 가진 세포성 면역의 힘으로 제거할 수 있도록 식사와 운동, 충분한 수면을 통해 자연치유력세포성 면역을 키우는 노력 또한 중요하다는 사실을 명심하자.

tip!

청결에 관한 지나친 집착은
오히려 건강에 역효과를 초래한다.

18

심호흡으로
긴장 풀기

긴장 완화 효과, 면역력 높이기

간혹 왠지 모르게 가슴이 답답하고 숨을 깊게 쉴 수 없을 때가 있다. 왜 그럴까?

스트레스로 과도한 긴장 상태가 지속되면 호흡이 짧고 빨라진다. 횡격막 위쪽에 있는 장기심장과 폐와 목인후 기관은 부교감신경인 배 쪽 미주신경이 통제하고, 긴장했을 때 맥박과 호흡이 빨라지는 이유는 교감신경의 영향 때문이다. 이 둘의 균형이 깨지면 호흡과 맥박이 빨라진다.

일반적으로 사람의 호흡은 일정한 범위 안에서 빨라지고 느려지기를 반복한다. **호흡수는 1분에 12~20회, 맥박은 60~80회가 적당**하다.

자신이 1분에 몇 번 호흡하고 맥박은 몇 번이나 뛰는지 확인해 보자. 만약 호흡이 25회 이상이라면 얕게 호흡하는 습관이 굳어져서 깊고 천천히 호흡하지 못하는 상태일 수 있다. 이때는 자신의 호흡 방식을 바로잡아야 한다.

숨을 깊게 들이마시지 못하면 숨을 제대로 내쉴 수도 없다. 심호흡을 반복할 때 가장 중요한 포인트는 숨을 천천히 내쉬어야 한다는 것이다. 호흡에 의식을 집중해서 **조금씩 길게 숨을 내쉰다. 이때 숨이 모자라 괴로워질 때까지 완전히 내쉬어야 한다. 길고 천천히 숨을 내쉬어야 그다음 숨을 크게 들이마실 수 있다.**

의식적으로 깊게 호흡하는 법을 익혀두면 평상시에도 훨씬 깊게 호흡할 수 있다. 마음을 진정시키고 싶거나 긴장을 풀고 싶을 때, 공황 상태에 빠졌을 때는 일단 앞에서 설명한 대로 심호흡을 하면 효과를 볼 수 있다.

또한 천천히 심호흡을 반복하면 공복감도 잊을 수 있다. 공복감에 의식을 집중시키고 편안한 상태로 자신을 위에서 내려다보는 기분으로 심호흡을 반복하면 된다. 참고로 공복감은 알사탕 한 개를 먹거나 그 자리에서 가벼운 운동을 하고, 무언가를 씹어서 타액을 모으거나 물을 천천히 마시는 방법으로도 없앨 수 있다.

심호흡할 때는
숨을 완전히 내쉬어야 한다.

19

내 몸을 치유하는
손의 기운을 느껴라

실천 키워드

긴장 완화 효과, 면역력 높이기

'약손'이라는 말이 있다. 어릴 때 엄마가 손으로 아픈 배를 살살 문질러주면 신기하게도 통증이 가라앉았던 기억이 있지 않은가? 그래서 우리는 '엄마 손은 약손'이라는 말을 자주 한다. 정말 손에 병을 치료하는 힘이라도 있는 걸까? 실제로 동양의학에서는 우리의 손에 가볍게 만지기만 해도 어느 정도는 병을 치유하는 힘이 있다고 본다. 오른손 손바닥에서 나오는 그 힘을 우리는 생체 에너지, 즉 '기氣'라고 한다.

꼭 치료 행위가 아니라 옆에서 **다정하게 손을 잡고 위로를 건네기만 해도** 당신의 '기'가 전달되어 상대의 마음이 편안해진다. 다시 말해 손은 가장 가까이에 있는 '안정제'라고 할 수 있다. 심

151

지어 다른 사람의 손만이 아니라 **스스로 자신을 만지는 손길**셀프 바디 터치**에도 통증과 고통을 줄이는 효과가 있다**고 한다.

원래도 사람은 무의식중에 자기 몸을 여기저기 만진다. 배가 아프거나 속이 더부룩할 때는 두 손으로 배를 문지르기도 하고 오른손을 배에 올려 살살 쓸어내리기도 한다. 그렇게 하면 아프고 불편한 느낌이 한결 나아진다는 사실을 알고 있기 때문이다.

무언가 실수를 저질렀을 때 무심코 머리를 감싸고, 손으로 이마를 짚거나 두 손으로 뺨을 감싸는 행동을 하는 이유도 불안이나 동요를 진정시키고자 하는 생각이 동작으로 나타나기 때문이다.

기氣는 오른손에서 나오고 왼손을 통해 들어가기 때문에 아픈 부위를 두 손으로 감싸는 행동은 좋은 대처법이다. 평소에는 무의식중에 손을 움직였겠지만, 지금부터는 자신이 어떻게 손을 움직이는지, 신체의 어느 부위를 만지는지를 신경 써서 살펴보자. 당신은 어떤 상황에서, 몸의 어느 부위를, 어떤 식으로 만질까?

사람은 편안히 쉬고 있을 때보다 스트레스를 받거나 긴장했을 때 스스로 몸을 만지는 횟수가 늘어난다고 한다. 이때 단순히 접촉 방식만 바꿔줘도 셀프 바디 터치의 효과를 훨씬 높일 수 있다. 대표적인 예가 마사지다.

피곤해서 **스트레스를 풀고 싶을 때는 천천히 쓰다듬듯 하는 마사지가 좋다.** 마사지할 때 크림이나 오일을 바르면 미끄러지는 감촉이 좋아서 긴장 완화 효과를 높일 수 있다. 이때 마사지하는 부위에 의식을 집중시키면 한층 더 편안함을 느낄 수 있다.

반대로 피곤하기는 하지만 아직은 쉴 수 없을 때는 부교감신경이 아니라 교감신경을 자극해야 한다. 이때는 크림을 바르지 말고 빠른 속도로 힘주어 누르듯이 강하게 마사지해야 효과가 좋다.

실제로 자기 몸을 마사지하면서 두 방법의 감각적 차이를 직접 느껴보자. 신체 감각과 피부 감각, 내장감각에 의식을 집중시키면 몸의 감각이 예민해져서 우리 몸이 내는 목소리를 더 쉽게 알아차릴 수 있다.

Tip!

몸의 감각이 예민해지면
작은 이상도 빨리 알아차릴 수 있다.

20

신장(부신) 주변
따뜻하게 하기

실천 키워드

긴장 완화 효과, 면역력 높이기

피곤하거나 몸이 무거울 때는 신장 주변에 두 손을 올려보자. 가슴이나 배 쪽은 평소에도 만질 기회가 많은 편이지만 사실, 등 쪽은 거의 만질 일이 없다. 특히나 신장이라는 장기는 평소 관심을 가지고 신경 쓰는 부위도 아니다.

이번 기회에 신장에도 관심을 가져보자. 우선 위를 보고 똑바로 누워서 등 쪽 갈비뼈 아래, 양쪽에 있는 신장 근처에 손을 올린다. 그대로 눈을 감은 채 신장을 느껴보자. **양 손바닥에 신장을 올려놓고 편안히 쉬게 한다는 생각으로 5분 정도 손을 대고 있으면 부교감신경이 작동하기 시작한다.** 몸이 따뜻해지고 마음이 차분해질 것이다. 특히 밤에 잠들기 전에 하면 숙면에도 도움이 된다.

신장 위쪽에는 '부신'이라는 작은 장기가 바짝 붙어있다. 부신의 바깥쪽을 둘러싼 부신피질은 의욕이나 활력을 생성하고 면역반응을 억제하는 기능을 가진 코르티솔을 분비한다. 코르티솔의 양의 급격히 줄어들면 기력이 떨어지고 피로를 느끼게 되는데, 이 때문에 예전부터 코르티솔 분비량 감소로 느끼는 피로 증상을 '부신 피로 증후군'이라고 불렀다.

이처럼 신장은 매우 중요한 장기이다. 소변을 만들고 혈압을 조절하며, 비타민D의 활성화를 돕고 조혈호르몬도 분비한다. 동양의학에서는 신장을 장기의 중심이라고 생각할 정도다.

또한 목도 중요한 신체 부위다. 목을 따뜻하게 해도 피로 해소에 도움이 된다. 목 위쪽을 손바닥으로 감싸 따뜻하게 하면 부교감신경이 활발히 작용해서 안정을 되찾을 수 있다. 긴장이 풀리면서 몸이 안정을 찾고 편안해지는 감각을 느낄 수 있을 것이다. 또한 목에 있는 '풍지風地혈'과 '천주天柱혈'을 지압하면 두통과 어깨결림, 부비강염에도 효과가 있다.

숨뇌와 우리 몸의 장기는 부교감신경 중 하나인 두 가닥의 '미주신경'으로 이어져 있다. 그리고 **목뒤 쪽은 미주신경의 핵이 있는 숨뇌와 가장 가까운 부위다. 그래서 목뒤를 따뜻하게 하면 부교감신경이 활발히 작용한다.** 물론 목 근육의 긴장을 풀어주는 효과도 있다. 그러니 피곤할 때는 따뜻한 수건을 대거나 목 토시를 착용해서 목 주변을 따뜻하게 해보자.

Tip!

**신장과 목뒤 쪽을 따뜻하게 하면
긴장이 완화되는 효과가 있다.**

21

행복 호르몬
'옥시토신'을 늘리기

실천 키워드

긴장 완화 효과, 면역력 높이기

타인과 신체를 접촉스킨십했을 때 기분이 좋아지고 행복감을 느끼면 뇌의 시상하부에서 '옥시토신'이라는 호르몬이 분비된다. 옥시토신에는 스트레스 반응을 억제하고 통증을 완화하며, 면역력이 활발하게 작용하도록 촉진하는 기능이 있다. 또한 행복을 느끼게 하고 타인과의 유대를 돈독하게 만들 뿐만 아니라 안정적인 애착 관계 형성을 촉진하는 효과도 있다. 그래서 우리는 옥시토신을 '사랑 호르몬', '행복 호르몬', '유대감 형성 호르몬'이라고도 한다.

옥시토신은 엄마와 아기의 관계를 통해 처음으로 세상에 알려졌다. 엄마가 아기를 안고 있을 때 엄마와 아기 모두에게서 옥시토신 분비가 증가했다. 그 후에 엄마와 아기 사이에서만이 아니라 **타인과 다정한 대화를 나누거나 스킨십을 할 때도 옥시토신 분비가 증가한다**는 사실이 밝혀졌다.

또한 옥시토신 분비가 많아지면 정서가 안정되고 인간관계 형성에 대한 불안감이 줄어드는 효과가 있다는 사실이 알려지면서 옥시토신은 아이 성장과 관련된 중요한 물질로 자리매김하게 됐다.

옥시토신에 관한 연구는 현재도 활발히 진행 중이다. 타인과의 신체 접촉뿐만 아니라 **스스로 자기 몸을 만질 때도 분비가 증가한다**는 사실 또한 연구를 통해 밝혀졌다. 해당 연구 결과에 힘입어 요즘은 스트레스 관리를 위한 '셀프 바디 터치'나 '셀프 마사지'를 권장하는 사람이 많아졌다.

그 밖에도 직접적인 신체 접촉 없이 대화를 나누거나 눈을 맞추는 행동만으로도 애정과 안정을 느껴 옥시토신 분비가 증가한다는 사실, 사람이나 동물처럼 살아있는 생물만이 아니라 오감을 통해 편안한 기분을 느낄 수 있는 대상을 가까이해도 분비가 촉진된다는 사실이 차례차례 밝혀졌다. 현재는 심리 요법에서도 다양하게 활용하고 있다.

사람이나 동물과의 신체 접촉 외에 옥시토신 분비를 늘릴 수 있는 효과적인 수단으로는 **'기분 좋은 촉감'을 이용하는 방법**이 있다. 만지면 기분이 좋아지는 옷이나 침구, 너무 좋아서 꼬질꼬질해져도 손에서 놓을 수 없었던 인형과 같이 어릴 때는 누구에게나 애착 대상이 있기 마련이다. 애착 물건이야말로 옥시토신 분비를 촉진해서 손에 쥐고만 있어도 마음을 안정시키는 최고의 '힐링 굿즈'였던 셈이다.

자랄수록 디자인이나 색상, 기능을 비롯해 다양한 선택지가 생기다 보니 촉감만으로 물건을 고르는 일은 줄어들지만, **긴장한 신경을 풀어주려면 우선은 피부에 닿는 촉감이 중요하다.** 기분 좋은 촉감은 옥시토신 분비를 늘리고, 옥시토신에는 치유 효과가 있다.

폭신폭신, 보들보들, 매끈매끈, 반질반질, 좋아하는 감촉은 사람마다 다르다. 먼저 자신에게 안정감을 주는 감촉이 무엇인지부터 찾아보자.

tip!

만지면 기분 좋아지는 물건을
가까이에 둔다.

22

의성어와 의태어를 활용해
기분 표현하기

긴장 완화 효과, 감정 정리, 스트레스 발산

감정을 잘 표현하지 못하거나 좀처럼 자기 생각을 이야기하지 않는 사람 중에는 '단어 선택'에 애를 먹는 경우가 많다. 나는 이런 사람들을 만나면 **의성어와 의태어**를 활용해 현재 느끼는 감각과 비슷한 표현을 찾아보라고 조언한다.

- **화가 나거나 초조할 때:** 부글부글, 버럭버럭, 울컥울컥 등

- **불안하거나 당황했을 때:** 허둥지둥, 갈팡질팡, 흠칫흠칫, 조마조마 등

- **통증을 느낄 때:** 욱신욱신, 삐걱삐걱, 지끈지끈, 따끔따끔, 얼얼, 찌릿찌릿 등

- **기분 나쁜 촉감을 느꼈을 때:** 꺼끌꺼끌, 질척질척, 미끈미끈, 끈적끈적 등

10대도 피곤하다

감각은 몸으로 느끼지만 사실은 뇌에서 만들어진다. 뇌는 과거의 경험을 토대로 예측해서 우선 예상 감각을 만들어 내고, 실제 감각과 대조해서 차이를 수정하며 감각을 최종적으로 완성한다. 이 과정에서 감각을 말로 표현하면 특정 의미를 부여할 수도 있고, 우리 몸이 다르게 느끼게 할 수도 있다. 또한 몸이 느끼는 감각과 언어를 연결 지어 말로 쏟아내면 부정적인 감정이나 불쾌함을 겉으로 표현할 기회를 만들 수도 있다.

의성어와 의태어를 활용하는 방법 외에 우리 병원을 찾아오는 환자들에게 내가 자주 쓰는 방법을 하나 더 소개하자면, '가슴속에 품은 부정적인 감정 씻어내기' 작업이 있다.

흰색 수건과 스프레이 타입의 수성 페인트를 준비하고, 수건에 페인트를 뿌려서 현재 자신의 기분을 색으로 표현하도록 한다. 심리적으로 강한 공포나 극심한 스트레스를 느끼면서도 외부로 분출하지 못하는 사람에게 자신의 마음을 표현해 보라고 하면 여러 색이 뒤섞인 복잡한 색이 나타난다. 그다음 엉망이 된 수건을 물에 넣어 빨면서 힘들었던 감정도 함께 씻어내게 한다. 마지막으로 깨끗해진 수건을 환자가 좋아하는 색으로 칠하도록 한다.

간단히 정리하면 말로 표현할 수 없는 감정을 '색'으로 표현해서 '드러내고, 씻어낸 다음 새로 바꾸는 작업'이다. 이처럼 감

정을 밖으로 드러내는 행동을 통해 기분 나쁜 감정이나 감각을
날려버리면 마음이 한결 편안해질 것이다.

tip!

**감정을 밖으로 꺼내면
마음이 한결 가벼워진다.**

23

자연 속에 몸을 맡기고
마음의 문 열기

실천 키워드

긴장 완화 효과, 스트레스 발산

우리 병원에 다니던 환자 중에 신경이 예민해서 늘 피곤해하는 아이가 있었다. 한번은 이 아이가 가족들과 오키나와로 여행을 가서 스노클링에 도전했던 이야기를 한 적이 있다. 아이는 처음으로 바닷속에 들어가 보았다며 이렇게 말했다.

"바닷속은 땅이랑 다르게 아주 조용하고, 물고기들이 유유히 헤엄치고 있었어요. 아주 편안해 보였어요. 저한테는 바닷속 같은 곳이 맞는 것 같아요."

여행을 계기로 아이는 '수중 카메라맨'이라는 꿈을 갖게 되었다.

사람은 '자연'을 접하면 개방감을 느끼고 잃었던 활력을 되찾는

다. 여기서 말하는 '자연'이란 바다나 산, 숲, 강만이 아니다. 동물이나 식물, 사람, 사물, 우주, 조상, 문학, 영화, 그리고 또 한 가지, 당신의 몸 또한 '자연'이다.

자연이란 하늘의 변화를 즐기는 일이라고 말하는 사람도 있고, 별이나 우주에 신비를 탐구하는 일이라고 말하는 사람도 있다. 어떤 이에게는 동물과 교감하는 일이 자연을 즐기는 일이고, 어떤 이에게는 식물을 감상하거나 키우는 일일 수도 있다. 곤충과 함께 있을 때 가장 편하다고 말하는 사람도 있다. 즉, 살아있는 생물을 돌보고 키우는 일도 자연을 접하는 시간이다.

당신에게 '보물같이 소중한 시간'이 언제인지 생각해 보자. 다만, 그러려면 먼저 **다양한 자연부터 경험해 봐야 한다.** 미국의 생물학자 레이첼 카슨이 쓴 『센스 오브 원더』라는 책이 있다. 레이첼은 이 책에서 센스 오브 원더sense of wonder란 **'신비롭고 불가사의한 것에 끌리는 감성'**이라고 정의했다. 어릴 때 자연 속에서 자라며 자연스럽게 익힌 '센스 오브 원더'가 나중에 인공적 환경에 둘러싸여 살아야 할 때 '해독제'가 되어준다고 말한다.

레이첼의 말처럼 나 역시 지친 마음을 달래주는 '자연'에 스트레스를 없애는 해독제 효과가 있다고 믿는다.

센스 오브 원더를
키워야 한다.

24

흔들림 속에서
안정 찾기

실천 키워드

긴장 완화 효과, 스트레스 발산

모닥불이나 촛불을 보고 있으면 왠지 모르게 마음이 편안해진다.

얼마 전 한 지인에게 요즘 일명 '불멍' 동영상이 인기를 끌고 있다는 소리를 들었다. 좋은 아이디어라고 생각한다. 동영상이라면 특별한 수고를 들이지 않아도 누구나 손쉽게, 언제든지 모닥불을 피워놓고 '불멍'에 빠지는 기분을 느낄 수 있을 테니 말이다. 그런데 우리는 왜 불꽃을 보면 마음이 차분해지고 편안해지는 걸까?

일설에 따르면 인류가 불을 통해 안전을 확보한 덕분에 안심하고 살 수 있었기 때문이라고 한다. 확실히 불을 다루지 못했던 시대에 살았던 선조들의 생활은 많은 위험에 노출될 수밖에 없었다. 하지만 불을 사용하게 되면서 환한 빛이 어둠을 밝혀 주자 공포에서 벗어날 수 있었고, 불을 무서워하는 맹수들의 접근도 막을 수 있었다. 불만 있으면 몸은 물론 마음까지 따뜻했다. **이처럼 불은 인류를 안전한 환경에서 마음 놓고 살게 해주었다.**

또한 인류는 불을 사용해 음식을 익혀 먹는 방법을 고민하면서 진화해 왔다. 불은 인류에게 안전과 안심을 안겨주었을 뿐만 아니라 다양한 즐거움까지 선사한 실로 고마운 존재다. 어쩌면 그래서 우리 뇌 깊숙한 곳에 불에 대한 '경외심'이 남아 있는지도 모른다.

한편 또 다른 가설 중에는 불꽃의 움직임 때문이라는 주장도 있다. 불꽃이 흔들리는 움직임에는 규칙적인 리듬과 불규칙한 움직임이 절묘하게 섞여 있다. 이와 같은 구조의 빛과 소리, 진동이 가진 특성을 '1/f 특성'이라고 한다. **사람의 몸에도 1/f 특성을 가진 리듬이 존재하기 때문에 서로 공명을 일으켜 심리적으로 편안함을 느낀다고 한다.** 실제로 사람이 1/f 특성을 느끼면 뇌에서 휴식을 취할 때와 똑같은 알파$_\alpha$파가 나온다는 사실도 밝혀졌다.

따라서 우리가 흔들리는 불꽃을 멍하니 계속 바라보게 되는 이유는 지친 뇌가 그것을 원하기 때문일지도 모른다. 다시 말해 머리를 비우고 스트레스와 피로에서 벗어나 **아무 생각도 하지 않는 시간이 필요하다**는 뜻이다.

불꽃과 마찬가지로 가만히 보고 있으면 신기하게도 마음이 차분히 가라앉는 것이 또 하나 있다. 바로 해파리다. 그래서인지 해파리는 수족관에서도 특히 인기가 많다. **해파리의 움직임도 1/f 특성을 보인다**고 알려져 있다. 피실험자에게 스트레스를 준 후에 물속을 떠다니는 해파리 영상을 보여주고 스트레스가 감소하는지를 조사한 결과, 실제로 스트레스가 줄어드는 효과가 있었다고 한다. 실험을 통해 **부교감신경의 활성화 효과도 명확히 확인할 수 있었다.**

다만 원래 해파리를 싫어하는 사람에게는 효과가 없다고 한다. 다시 말해 모든 사람이 같은 요소에서 편안함을 느끼는 것은 아니라는 뜻이다. 스트레스 해소 요소는 사람마다 각자 다르다. 그러니 우선은 자신의 마음을 차분하게 가라앉히는 요소가 무엇인지부터 찾아보자.

자연계에는 앞에서 설명한 요소 외에도 1/f 특성 리듬을 가진 요소가 다양하게 존재한다. 반딧불의 깜빡임, 졸졸 흐르는 시냇물 소리, 새의 지저귐, 벌레 울음소리, 파도가 밀려오는 소리, 폭포수가 떨어지는 소리, 빗소리 등, 어떤 요소가 당신의 마음을 안정시키는지 확인해 보자.

자연 속 움직임에서
1/f 특성을 찾아보자.

25

감동 체험으로
마음 채우기

실천 키워드

긴장 완화 효과, 스트레스 발산

  무언가를 보고 '감동'했을 때도 우리는 심리적으로 안정을 느
낀다. 예전에 오로라를 촬영하는 사진작가의 이야기를 들은 적
이 있다. 오로라는 언제, 어떤 색이, 어떤 형태로 나타날지 전혀
예측할 수 없다. 그래서 추위 속에서 계속 기다리다보면 카메라
가 얼어버리는 일이 다반사고, 무엇 하나 마음먹은 대로 되는
일이 없다고 한다. 하지만 힘든 만큼 멋진 오로라를 발견해서
촬영에 성공했을 때 느끼는 기쁨과 감동은 과히 말로 표현할 수
없다고 한다.

  인간이 이해할 수 있는 영역을 넘어선 현상을 맞닥뜨렸을 때
우리는 '인간의 한계를 뛰어넘었다.'라고 표현한다. 그리고 **인간**

의 한계를 뛰어넘은 신비로운 현상을 마주하면 저절로 경외심을 느끼며 자연의 위대함에 고개 숙이게 된다.

경외심은 위대한 힘을 깨닫고 두려움을 느끼는 동시에 존경하게 되는 마음이다. 웅장한 풍경이나 아름다운 자연 현상을 보면 깊이 감동하고 가슴이 심하게 떨릴 때가 있다. 눈앞에 펼쳐진 현상에 압도당해 저도 모르게 굉장하다는 감탄을 쏟아내며 눈물을 흘리기도 한다. **사람은 경외심을 느끼면 '자기 자신'에게 집착하는 마음이 약해진다. 거대한 존재의 앞에 서면 자아의식이 작아지기** 때문이다.

자신이 아주 작은 존재에 불과하다는 사실을 깨닫게 되지만, 그렇다고 해서 자신을 '작고 힘없는 존재, 어쩔 수 없는 존재'로 인식하며 자기 자신을 부정하게 된다는 말은 아니다. 오히려 '작은 존재이지만 나 역시 거대한 존재의 일부'라는 생각에 불안을 떨쳐내고 심리적 만족감을 얻는다.

오로지 자기 모습에만 신경 쓰면서 생각의 폭을 좁히면 주관적인 관점만 늘어나서 자아가 비대해진다. 경외심이라는 감정에는 좁은 세상에 갇혀 있는 자아를 밖으로 끌어내 마음에 쌓여 있는 부정적인 찌꺼기를 씻어내는 효과가 있다. 경외심을 느끼면 자신을 객관적으로 바라보고 용서하며 받아들일 수 있다.

또한 자연만이 우리의 마음을 흔드는 큰 감동을 주는 것은 아니다. 도대체 어떻게 만들었는지 그저 감탄만 나오는 고대 유적지의 건축물들을 보면 고대 사람들의 뛰어난 지식에 감동하지 않을 수 없다.

우리는 훌륭한 예술작품을 만났을 때도 벅찬 감동을 느낀다. 획기적인 발명이나 발견을 한 사람, 한계를 뛰어넘어 노력하고 도전하는 사람의 모습을 볼 때도 믿을 수 없는 그들의 모습에 깊은 감명을 받는다.

미처 상상도 하지 못했던, 인간의 한계를 초월한 존재를 접하면 마음속에 쌓여있던 부정적인 생각을 지우고 마음의 문을 열 수 있다.

Tip!

**경외심을 느낄 수 있는
위대한 존재를 찾아보자.**

10대도 피곤하다

26

너무 열심히
살지 말기

실천 키워드

감정 정리, 세상을 보는 관점의 변화

스트레스란 스트레스 자극을 받았을 때 몸에 나타나는 긴장 상태, 다시 말해 교감신경이 지나치게 활성화된 상태를 말한다. 일반적으로 스트레스라고 하면 부정적인 인상을 떠올리기 쉽지만, 사실 스트레스에도 장점이 있다. 적당한 자극은 우리 몸에 긴장감을 주어 의욕을 높이고 적극적인 행동을 유발해서 좋은 결과로 이어지게 만들기도 한다.

생각해 보자. 만약 중간고사나 기말고사가 없고 입학시험도 보지 않는다면 과연 공부에 매진할 수 있을까? 동아리 활동도 마찬가지다. 시합이나 경연대회가 있기 때문에 연습에 매달리게 된다. 모름지기 목표가 있어야 의욕도 생기고 보람도 느낄 수 있는 법이다.

적당한 스트레스는 우리 생활에 긴장감을 주고 적극적으로 살아갈 힘을 만들어 준다. 그러니 스트레스를 너무 나쁘게만 보지 말고 일시적인 스트레스는 필요하다는 사실을 기억하자. 우리가 경계해야 할 부분은 견디기 힘든 만성 스트레스다.

하루를 살다 보면 좋은 일도 있고, 나쁜 일도 있다. 그리고 나쁜 일, 힘든 일을 할 때만이 아니라 좋아하는 일, 즐거운 일을 할 때도 몸에서 아드레날린이 분비되고 교감신경이 활발히 작용해서 스트레스가 발생한다.

따라서 좋아하는 일이든 싫어하는 일이든, 즐거운 일이든 괴로운 일이든, 무엇보다 '적당히'가 중요하다. 무슨 일이든 지나치게 오래 하지 않아야 하며 적당히 변화를 주면서 하는 것이 좋다.

스트레스는 외부에서 침투하는 것이 아니다. 우리 몸이 특정 현상에 반응하면서 내부에서 만들어진다. 원래 몸의 반응 정도는 지금까지 겪었던 경험이나 기억을 바탕으로 예측해서 무의식적으로 정해진다.

하지만 스트레스 반응은 우리 힘으로 바꿀 수 있다. **현상을 받아들이는 관점을 바꾸고, 부정적인 요소는 바로바로 흘려버려서 쌓아두지 말아야 한다.** '싫어도 참을 수밖에 없다.'라는 생각을 버리고, '싫고 곤란한 일이기는 하지만 좋은 일이고 도움이 되는 일일 수도 있다.'라고 생각해 보자.

예민하고 섬세한 사람은 성실하고 책임감이 강해서 무슨 일이든 지나치게 열심히 하려는 경향이 있다. 극심한 피로감은 물론 몸 여기저기에 이상 증상이 나타나서 힘들어져도 상대를 먼저 배려하며 참는다. '다른 사람에게 피해를 주고 싶지 않다.', '내가 더 노력해야지.', '나만 참으면 돼.'라는 생각이 강해서 **무의식중에 계속 스트레스를 쌓아가다가 결국 몸과 뇌에 만성 염증이 생기고 만다.**

더 열심히 하지도, 더 참지도 못하고, 더 완벽하게 하지 못하는 자신을 탓하며 자기 자신을 부정한다. 그런 생각이 버릇처럼 굳어지면 교감신경이 계속 활성화된 상태를 유지하게 된다. 그대로 두면 조금 나아졌다가도 얼마 지나지 않아 다시 이를 악물고 참다가 몸 상태가 나빠지는 일이 반복된다.

몸을 편하게 해줄 방법을 찾는 일도 중요하지만, 도를 넘어 지나치게 자신을 몰아세우는 버릇도 함께 고쳐야 한다.

tip!

지나치게 자신을 몰아세우는 버릇을 고쳐야 한다.

27

머리를 비우고
손과 발 움직이기

실천 키워드

긴장 완화 효과, 스트레스 발산

조울증을 앓고 있다는 사실을 밝힌 작가 겸 건축가 사카구치 교헤는 자신의 저서 『조울대학-들쑥날쑥한 기분 때문에 고민하는 사람은 당신만이 아닙니다 躁鬱大学-気分の波で悩んでいるのは、あなただけではありません』을 통해 다음과 같이 말했다. "요즘은 하루도 쉬지 않고 그림을 그린다. 창조하는 일을 멈추지 않는다. 힘들더라도 몸을 움직이고, 손을 움직이는 습관을 통해서 우울이라는 속박에서 벗어나려고 노력한다. 그래서인지 우울 상태가 나타나지 않은 날수가 또 신기록을 달성했다."

힘들더라도 몸을 움직이고, 손을 움직이는 습관, 나는 이 부분이 핵심이라고 생각한다.

조울증까지는 아니더라도 기분이나 컨디션은 누구나 상황에 따라 들쑥날쑥하기 마련이다. 컨디션이 좋은 날이 있으면 안 좋은 날도 있듯이, 어떤 날은 기분이 날아갈 듯 가볍고 밝다가도 또 어떤 날은 우울하고 부정적인 생각만 하게 된다. 그런 날에는 몸도 평소보다 빨리 지친다. 또한 이때 느끼는 피로는 누워서 쉬어도 금방 풀리지 않는다. 몸은 쉬어도 뇌는 지나간 일이나 앞으로의 일을 생각하며 주변 사람들을 신경 쓰느라 계속해서 돌아가기 때문이다.

그렇다면 어떻게 해야 할까? 이럴 때는 당장 **생각을 멈추고 누군가와 대화해야 한다. 또는 무언가를 만들거나 쓰고, 그림을 그리거나 운동을 하면서 무조건 움직여야 한다.** 일부러 몸을 움직이면 뇌와 몸의 연결 기능이 활발해져서 외부에서 들어오는 정보를 더 쉽게 받아들이게 된다.

사카구치 작가는 매일 그림을 그리거나 악기를 연주하고 텃밭을 일궜다. 그런 시간들 덕분에 교감신경이 지나치게 활성화되지 않도록 조절할 수 있었다. 계속 머리를 써야 할 만큼 바쁘거나 피로가 풀리지 않고, 교감신경이 진정되지 않는다면 사카구치 작가처럼 '즐겁게 몰두할 수 있는 일'을 찾아서 열중해 보자. 한마디로 재밌게 놀라는 말이다.

사람은 안전하고 안심할 수 있는 환경이나 비밀이 보장되는 환경에서 자유롭게, 자발적으로, 그리고 창의적으로 놀 수 있을 때 긴장 상태에서 벗어난다. 현실 세상이든 게임 속 가상 공간이든 상관없다. 다만 승패를 가리거나 서로를 비교하고 평가하는 일, 상대를 부정하는 일은 진정한 놀이라고 할 수 없으니 제외하자. 누군가와 함께할 때는 어떤 상황에서도 서로를 인정하고 웃을 수 있는 관계여야 한다.

우리 병원에는 각자 좋아하는 꽃을 한 송이씩 꽂아두고 감상하는 '꽃 모임'이 있다. 좋아하는 꽃을 한 송이씩 골라 어떻게 꽂아두어야 꽃과 자신이 모두 즐거울 수 있을지를 곰곰이 고민하면서 작은 꽃병에 꽂아둔다. 꽃병을 통해 각자의 개성을 드러내고 구성원들은 서로의 개성을 존중해 준다. 열린 마음으로 아름다움을 즐기는 시간은 **자율신경을 편안하게 만든다.**

미술, 음악, 스포츠, 게임, 무엇이든 좋다. 다른 사람의 눈을 신경 쓰지 말고 자유롭게 하고 싶을 일을 하자. 기분이 상쾌해지고 즐거움에 가슴이 두근거릴 것이다. 우리는 그렇게 행복해진다. 마음을 위한 치유의 시간을 만들어 주자.

lip!

**당신이 무언가에 몰두해 있는 동안
마음도 안정을 찾아간다.**

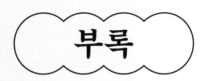

부록

몸이 안 좋다며
학교에 가기 싫다는 아이 때문에
고민하는 부모님께

Q1

아이가 학교에 가기 싫다고 하면 부모로서 어떤 말을 해줘야 할까요?

아이들은 스스로 자기 몸 상태가 이상하다는 사실을 느껴도 원인이 무엇인지 찾거나, 현재 자신이 느끼는 기분을 말로 정확히 표현하지 못합니다. "머리가 몽롱해.", "그냥 기분이 안 좋아.", "몸이 나른해."라는 말은 하지만, 정작 해당 증상이 불안이나 초조함에서 오는 분노와 불쾌함 때문에 생긴다는 사실은 깨닫지 못합니다.

부모 혹은 가족 사이의 불화나 괴롭힘, 질책, 과거의 힘들었던 경험, 학업 문제가 원인일 수도 있다는 사실은 상상조차 하지 못할 겁니다. 설령 한두 가지 짚이는 원인이 있다고 해도 단순히 그 문제 때문만은 아닐 수도 있습니다.

10대도 피곤하다

따라서 아이 입에서 학교에 가기 싫다는 말이 나왔다면 아이 자신도 미처 자각하지 못한 여러 가지 이유나 조건, 요인, 원인이 얽혀 있다고 생각해야 합니다. 우선은 아이가 어떤 감정을 느끼고 어떤 생각을 하는지, 부정하지 말고 차분히 들어주세요. 힘들게 털어놓았는데 부모님이 대뜸 "쓸데없는 소리하지 말고 빨리 밥이나 먹어."라며 무시해 버리면 아이는 어차피 자기 말에 귀 기울여 주지 않으니 말해 봤자 소용없다는 생각에 마음을 닫아버립니다.

아이가 학교에 가기 싫다고 말하면 "그래? 가기 싫었구나. 그럼, 오늘은 쉴까?"라고 받아주면서 일단은 '오늘은' 가지 않아도 괜찮다고 말해주세요. 만약 아이가 학교에 가기 싫다고 한 이유가 몸이 안 좋아서였다면 "몸이 많이 힘들구나. 그럴 때는 쉬어도 괜찮아."라고 말해주는 것이 좋습니다. 공부나 인간관계에 관한 고민 때문에 등교를 거부하는 상황이라도 "그럼, 며칠 쉬어보자."라는 식의 조언이 도움이 될 수 있습니다.

부모님에게 학교에 가지 않아도 된다는 허락을 받으면 아이들은 대부분 안심하고 편안히 쉴 수 있습니다. 하지만 때로는 '학교에 가지 못하는 자신'을 탓하면서 죄책감을 느끼기도 합니다. 그러니 아이가 힘들어할 때는 "네 잘못이 아니야.", "몸과 마음을 건강하게 지키려면 휴식도 중요하단다."라는 위로를 건네

서 불안한 아이의 마음을 달래주어야 한다는 사실도 잊지 마시
길 바랍니다.

02

요즘 아이가 집에 돌아오면
늘 짜증을 내고 누워만 있어요.
전에는 밝고 활발한 아이였습니다.
아이에게 무슨 일이 생긴 걸까요?

피로가 쌓이고 컨디션 난조가 계속되면 괜히 짜증을 내고 학교에서 돌아오자마자 누워서 뒹굴뒹굴하기만 하는 아이들이 있습니다. 그러다 결국 학교에 가기 싫다며 아예 등교를 거부하기도 합니다. 물론 이전에는 착하고 밝았던 아이가 갑자기 말수를 줄이며 종일 인상을 쓰고 있다면 부모님을 향한 불평불만의 표현이거나 사춘기에 보이는 반항 행동일 수도 있습니다. 하지만 어쩌면 '몸과 마음이 지쳐 몸 상태가 안 좋아졌기 때문'일 수도 있습니다.

아이가 집에 돌아오자마자 눕고 싶어 한다면 학교에 있는 동안 지쳤기 때문입니다. 그날그날 쌓인 피로를 풀지 못해서 만성 피로로 번졌을 가능성이 있습니다.

아이들은 10세 전후로 호르몬 분비가 활발해져서 몸만이 아니라 뇌도 빠르게 변하기 시작합니다. 그전까지는 세상의 중심이 자기 자신이고 현상을 주관적으로만 판단했지만, 이 시기가 되면 상대의 입장이 되어 생각하고 객관적인 판단을 내리게 됩니다. 하지만 그렇다고 해도 자기 기분이나 몸 상태를 말로 정확하게 표현하기는 아직 어렵습니다.

성인은 심한 권태감이나 무력감을 느끼면 해당 증상이 몸과 마음의 피로 때문이라는 사실을 스스로 깨닫습니다. 하지만 아이들은 다릅니다. 마음의 불안, 머리의 몽롱함, 몸의 나른함 등의 증상 자체를 설명할 수는 있지만 그 증상의 원인이 '피로' 때문이라는 생각은 하지 못합니다. 원인을 모르니 그저 짜증을 내는 것으로 자신의 불편함을 드러낼 수밖에 없습니다.

이 책에서 설명했듯이 만성 피로 상태가 지속되면 뇌에 생긴 만성 염증 때문에 몸에 이런저런 이상이 나타나게 됩니다. 특히 브레인포그 증상이 나타나면 사고력과 기억력, 판단력이 흐려져서 공부에 집중할 수 없고, 결국 성적도 떨어지게 됩니다.

하지만 뇌에 생긴 만성 염증 때문에 뇌 기능이 떨어져서 그렇다는 사실을 모르는 아이들은 의욕이 없고 집중도 하지 못하는 자신, 수업을 따라가지 못하는 자신의 모습에 말로 설명할 수 없는 불안과 초조함을 느끼게 됩니다. 그렇게 불안한 마음을 짜증으로 표출하고 있는지도 모릅니다. 혹시 아이가 '그냥 왠지'라고 밖에 표현할 수 없는 여러 가지 증상이나 확실하지도 않고 원인도 알 수 없는 만성 피로 증상을 보이지 않는지 주의 깊게 살펴보시기를 바랍니다.

스마트폰이나 게임과 같이 디지털 기기를 너무 오래 붙잡고 있지는 않은지도 신경 써서 지켜봐야 합니다. 몸을 움직이지 않고 머리만 사용하면 뇌에 계속해서 스트레스가 쌓이게 됩니다.

이때는 아이에게 몸 상태가 안 좋은 이유는 뇌가 지쳤기 때문일 수 있다고 설명해 주고, 디지털 기기를 손에서 내려놓거나 적당한 운동으로 스트레스를 해소하도록 권해 주세요.

기분이 안 좋고 몸이 무거운 이유가 몸과 뇌에 생긴 이상 때문일 수 있다는 사실을 아이에게도 가르쳐 주어야 합니다.

몸과 뇌에 생긴 만성 염증은 면역성 염증입니다. 따라서 면역 세포의 70%가 존재하는 장의 건강 상태에 많은 영향을 받습니다. 유해균의 먹이인 당질이나 알레르기 반응을 일으키는 밀가루나 유제품을 과하게 섭취해서 장에 염증이 생기지는 않았는지, 아이의 식단이나 배변 활동도 주의 깊게 살펴봐야 합니다.

만성피로에서 벗어나려면 수면, 식사, 운동도 물론 중요하지만, 편안히 쉬면서 스트레스 상태에서 벗어나는 시간도 중요합니다. 아이와 함께 산책하면서 풍요로운 자연을 만끽해 보면 어떨까요? 평소와 다른 일을 하면서 시간을 보내면 생활에 즐거운 리듬감을 줄 수 있습니다.

10대도 피곤하다

03

중학생 아이가
아침에 일어나기 힘들어해서
병원에 갔는데 명확한 진단도,
설명도 듣지 못했습니다.
그 뒤로도 여러 병원이나
클리닉을 가봤지만,
의사마다 병명과 치료법이 다 달라서
어떤 선생님 말씀을
믿어야 할지 모르겠습니다.
왜 이렇게 소견이 천차만별인가요?

원인이 명확하지 않은 만성 기능성 질환은 대부분 진단을 내리기도 어렵고, 근본적인 치료법을 찾기도 쉽지 않습니다.

검사에서 특별한 이상이 발견되지 않았고, 딱 부러지게 진단을 내려주지도, 설명을 해주지도 않았다, 다른 과 진료를 권해서 가봤지만 마찬가지였다, 심리적인 문제라 특별한 치료법이 없다는 말만 들었다, 의사가 권한 치료법이 몸에 맞지 않았다 등 다양한 이유를 호소합니다. 그러다 보니 환자들이 이 병원 저 병원을 전전하게 되는 일이 심심치 않게 벌어집니다. 병원마다 진단이 다르고 제시하는 병명도 다르다 보니 도대체 누구를 믿어야 할지 혼란스러울 수 있습니다.

서양의학을 바탕으로 발전한 현대 의료는 장기와 기관, 증상 sign과 증후symptoms별로 분야를 나누고, 분야별 전문의가 해당 질환을 전문적으로 진료하는 시스템입니다. 진료과에 따라서 의사가 중요하게 생각하는 관점과 진단명이 다르다 보니 어느 과에서 진찰받았는지에 따라 진단 내용과 병명이 달라지기도 합니다.

특히 증상이 갑자기 나타나고 뚜렷한 변화가 눈에 보이는 급성 기질성 질환과 달리, 몸의 자동 조절 기능에 이상이 생겨 발병하고 검사를 해도 병의 원인을 찾기 어려운 만성 기능성 질환은 원래도 명확한 병명을 찾기가 어렵습니다. 게다가 시간이 지나면서 증상몸에 나타나는 반응이 변하고, 그에 따라 병세몸에 나타난 반응을 일으킨 근본적인 질병의 상태도 달라져서 병명을 특정하기가 더 어려워집니다.

서양의학에는 진료과나 질환별로 '진단 기준'이 정해져 있습니다. 질병에 따라 나타나는 여러 가지 증상이 제시되어 있고, 그중 일치하는 항목이 몇 가지 이상이면 해당 질병으로 진단할 수 있다는 객관적이고 경험적인 진단 기준이 존재합니다.

　하지만 실제로 현장에서 환자를 진료하다 보니 서양의학은 표에 나와 있는 증상이나 검사 기준에 맞지 않는 '주관적이고 감각적인 증상'을 경시하는 경향이 있고, 성장 환경을 되짚어 보면서 요인과 원인을 찾는 과정이 없다는 사실을 깨닫게 됐습니다. 또한 진단 기준에 못 미치는 상태는 가볍게 보아 넘기고, 몸과 뇌를 연관 지어 생각하거나 면역성 만성 염증이라는 관점에서 환자를 보지도 않습니다. 기준에 맞는지 아닌지만 신경 쓰다 보면 분명한 증상이나 증후가 있는데도 진단을 내리지 못하는 경우가 발생하고, 결국 환자를 힘들게 하는 문제에 제대로 대응하지 못하는 사태로 이어집니다.

　따라서 진단 기준은 의사가 진단을 내리는 지표이기는 하지만, 치료나 관리를 위해서는 지나치게 얽매여서는 안 되는 기준이기도 합니다.

　병의 원인과 증상은 1:1 관계가 아닙니다. 하나의 원인이 다양한 결과를 낳을 수도 있고, 반대로 여러 가지 원인이 하나의 결과를 만들어 내기도 합니다. 하나의 원인이 갑작스러운 증상을 일으킨다면 인과관계가 뚜렷하겠지만, 만성적인 증상에 시달리고 있다면 원인이 다양하고 증상 자체도 계속 변해서 딱 잡아 설명하기 어려울 때가 많습니다. 따라서 같은 병명을 진단받은 환자라도 상태는 똑같지 않을 수 있고, 치료법도 환자마다 다를 수 있습니다.

우선은 진료받을 때 의사와 충분히 대화를 나눠 보고 '이 선생님의 설명은 이해가 잘 된다.', '이 선생님이라면 믿을 수 있다.'라는 생각이 드는 사람부터 찾아야 합니다. 나와 맞는 의사를 만나는 일이 치료와 관리의 첫 번째 단계입니다. 누군가 자신의 고통과 고민에 세심히 귀 기울여 주고 이해해 준다는 것만으로도 상당한 위안이 됩니다. 거기에 더해 그 사람에게 구체적인 대처 방법까지 배울 수 있다면 벌써 반은 나은 것이나 마찬가지입니다.

증상만 보고 해당 증상을 없애는 대증요법적 치료를 권하는 의사보다는 검사 결과만이 아니라 환자의 말에도 귀 기울이며 병을 초래한 근본적인 문제에 다가가려고 노력하는 의사를 만나야 합니다. 그래야 환자와 환자 가족들도 희망을 품고 내일을 위해 노력할 수 있지 않을까요?

아이가 등교를 거부하게 된 이유는
결국 가정 환경에 문제가 있기
때문이라고 생각합니다.
든든한 부모가 되어주지 못해서
아이에게 미안할 따름입니다.
제가 어떻게 하면 좋을까요?

태어날 때부터 주어진 환경 지능, 혈통, 지역 등은 아이가 스스로 바꿀 수 없습니다. 환경에 따라서는 애초에 꿈과 희망도 품지 못한 채로 인생을 포기해 버리는 아이도 있습니다. 하지만 저는 아이들이 태어난 환경에 얽매이지 않고 자신의 가능성을 끌어내 자유롭게 살아가기를 바랍니다.

그러려면 우선은 주변의 어른들이 아이가 어떻게 느끼고, 무엇을 하고 싶어 하는지, 어떤 생각을 품고 있는지를 끊임없이

물어서 잠재된 아이의 생각을 밖으로 끌어내 주어야 합니다.

먼저, 현재의 가정 환경이 아이가 마음속에 꼭꼭 감춰둔 부정적인 감정을 마음껏 쏟아낼 수 있는 곳인지 아닌지 생각해 봐야 합니다. 당신의 집은 아이를 안전하게 지켜주고, 아이가 안심하고 지낼 수 있는 곳인가요?

무엇보다 집이 가장 안전한 곳이자, 안심할 수 있는 장소여야 합니다. 안타깝게도 그럴 수 없는 상황이라면 집이 아니더라도 자유롭게 자신을 표현할 수 있는 '스트레스 해소 장소'를 마련해 주어야 합니다. 아이에게 학교 외에 달리 즐길 수 있는 장소를 찾아주세요. 불쾌하고 곤란해질 일이 없는 환경에서 편하고 자유롭게 행동할 수 있는 장소가 필요합니다.

또한 그 장소에 '나를 이해해 주는 사람', '나를 존중해 주는 사람', '마음 놓고 내 이야기를 할 수 있는 사람', '실수해도 용서해 줄 사람', '영원한 내 편'이 있어야 합니다. 다시 말해 나의 안전을 보장해 주고 마음을 편하게 해주는 존재가 필요합니다.

'청소년 방과 후 아카데미'를 활용해 보셔도 좋고, '대안학교'와 같은 대안교육기관을 고려하시는 것도 하나의 방법입니다. 꼭 똑같은 기관이 아니더라도 아이의 마음을 잘 이해하는 지도자가 있는 곳에 보낸다면 아이도 닫았던 마음의 문을 열고 속마음을 털어놓으며 그동안 말하지 못했던 진심을 꺼내놓을 겁니다.

또한 그곳에서 자신과 비슷한 상태이거나 유사한 경험을 한 친구를 만나면 고민하는 사람이 자기 혼자만이 아니라는 사실을 직접 깨닫고, 자책하거나 자신을 부정하는 일을 멈추게 됩니다.

하지만 환경에 따라서는 주변에서 이런 곳을 찾기 어려울 수도 있습니다. 이때 아이들이 쉽게 빠져들 수 있는 채널이 SNS입니다. 아이들은 SNS에서 위안을 얻으며 자신과 비슷한 사람을 찾으려고 하지만, SNS에는 심리적으로 지친 아이들을 노린 무서운 덫이 곳곳에 도사리고 있어서 자칫 위험할 수도 있습니다. 아이를 보호하기 위해서라도 사전에 SNS 사용 규칙을 정하고 부모님이 사용 이력을 확인할 수 있도록 하는 대책이 필요합니다.

아이가 안전하다고 느끼고 마음 편하게 있을 수 있는 환경을 찾는 일은 부모로서 다해야 할 중대한 의무입니다. 하지만 절대 억지로 강요해서는 안 됩니다. 아이와 함께 가보고 직접 체험해서 스스로 결정할 수 있도록 해야 합니다. 부모의 역할은 어디까지나 정보 제공이라는 점을 명심하고 항상 아이의 생각을 물어봐 주세요. 스스로 정하고 스스로 실천해야 한다는 사실을 가르쳐 주어야 합니다.

아이가 등교를 거부한 지 1년이 넘었습니다. 처음에는 잠시 저러다 괜찮아질 거라고 생각했는데, 시간이 지날수록 아이의 장래가 걱정됩니다. 섣불리 참견했다가는 오히려 역효과가 날 것 같은데, 어떻게 하면 좋을까요?

아이가 등교를 거부하는 기간이 길어지면 당연히 부모님들은 아이의 장래가 걱정돼서 밤잠을 설치게 됩니다. '이러다 아예 학교에 다니지 못하게 되면 어쩌지?', '뒤처진 공부는 어떻게 따라가나?', '진학은 할 수 있을까?', '커서 사회생활은 할 수 있을까?' 부모로서 걱정되는 마음은 충분히 이해합니다. 힘들어하는 아이가 안쓰럽기도 하지만, 한편으로는 이러다 다른 아이들과 달리 '평범한 인생'을 살지 못할 수도 있다고 생각하면 덜컥 불안해지기도 하지요.

하지만 학교에 가지 않고 방에만 틀어박혀 있다고 해서 무조건 아이의 인생이 망가지고 있다고 부정적으로 생각할 필요는 없습니다. 등교를 거부하는 행동은 스스로 자신을 지키는 자기 방어 기제이자, 적응 수단입니다. 몸과 뇌가 여러 증상을 통해 아이 자신과 가족들에게 상황을 알리고 있는 겁니다. 따라서 우리 몸의 외침을 무시하고 억지로 학교에 보내면 결국 자기 자신 혹은 가족들을 공격하거나, 마음의 문을 닫은 채로 우울증이나 불안증, 해리성 장애를 일으킬 수도 있습니다. 또는 의존증이나 강박증으로 현실을 회피하려 할 수도 있습니다.

다른 아이들과 똑같은 길을 걷지 않아도 아이 인생이 가진 가치와 의미는 변하지 않습니다. 부모가 먼저 생각을 바꾸고 아이를 대하는 자세를 고치면 그 마음이 전해져 아이에게 힘이 된다는 사실을 잊지 마세요.

우리 사회는 현재 큰 변화의 시대를 맞이했습니다. 배움의 장소도, 인생의 선택지도 다양해졌습니다. 아이가 편하게 살 수 있고 자기 자신을 소중하게 여기는 인생이란 어떤 인생일까요? 부모 세대의 가치관과 상식에 맞추려고 하지 말고 아이와 함께 차근차근 생각해 보기를 바랍니다.

"사람의 몸에는 100명의 명의가 살고 있다."

"우리가 가진 자연치유력이 곧 100명의 명의다. 병은 자신의 힘으로 자연스럽게 고칠 수 있으며, 의사는 이 과정을 도울 뿐이다."

'의학의 아버지'라 불리는 고대 그리스의 의사 히포크라테스는 이렇게 말했습니다. 히포크라테스는 처음으로 의학을 과학의 길로 이끌었으며, 지금도 전 세계 의학 교육 현장에서는 의사로서 그가 보여준 윤리 의식과 마음가짐을 계승하고 있지요. 또한 그는 "마음에 일어난 변화는 반드시 몸에 영향을 미치고, 몸에 일어난 변화 역시 마음에 영향을 미친다."라며 몸과 마음이 밀접하게 이어져 있다는 점을 강조했습니다.

우리의 몸은 뇌와 마음, 신체, 양분, 정신의 연결과 상호작용을 통해 유지되며, 이를 위해 몸 안의 세포들은 쉬지 않고 정보를 교환합니다. 몸은 물질육체인 동시에 파동에너지이며, 사람의 의지와 생각은 경락經絡, 기가 흐르는 통로과 생체 매트릭스를 통해 온몸을 돌아다니며 세포나 유전자와 정보를 교환합니다. 생체 매트릭스는 몸의 모든 정보를 전달하는 구조체이자, 몸의 항상성homeostasis을 유지하는 원리, 그 자체입니다. 우리 몸이 건강할 수 있는 이유는 생체 매트릭스를 통해 쉬지 않고 정보를 교환하기 때문이라고 할 수 있겠네요.

왜 원인을 알 수 없는 컨디션 난조가 계속될까요? 한마디로 설명하자면 원래 몸이 가지고 있던 자기 조절 기능, 즉 자연치유력을 잃었기 때문입니다. 자연치유력을 잃게 된 원인은 설명하자면 아주 복잡합니다. 선천적인 기질과 생각이 원인일 수도 있고, 성장 과정에서 노출된 화학물질이 체내에 축적된 탓일 수도 있지요. 그 밖에도 자라면서 입은 심리적 외상이나 불규칙한 식습관과 생활 습관, 생리적·과학적·심리적 환경이 주는 스트레스, 신경 발달상의 특성이나 예민한 감각, 면역 이상이나 알레르기, 전염병이나 외상까지, 다 꼽을 수 없을 만큼 다양한 요인이 얽혀 있습니다.

이러한 원인으로 인해 몸에 생긴 만성 염증이 뇌로 번져 자동 조절 기능의 사령탑인 뇌실주위기관에 면역성 만성 염증을 일으키고, 그 결과 자율신경계를 비롯해 내분비계, 면역계, 순환계, 기초대사와 근막계까지 모든 시스템의 기능에 이상이 생깁니다. 이것이 바로 만성 기능성 질환입니다.

만성 기능성 질환을 치료하려면 우리 몸에 독이 되는 물리적, 화학적, 심리적 스트레스 자극을 되도록 피하고, 몸에 쌓인 독성 물질을 분해, 해독해서 배설해야 합니다. 동시에 몸에 필요한 덕 영양소도 쌓아야 하지요. 이러한 노력을 통해 몸의 자동 조절 기능을 되찾고 면역 시스템이 정상적으로 작동하게 해서 몸과 뇌의 만성 염증을 치료해 나가는 수밖에 없습니다.

　의사가 하는 약물 치료는 대부분 병의 증상이나 진행을 늦추며 합병증 발생을 막는 대증요법일 뿐, 병을 일으키는 근원을 치료하는 근본적인 대응책은 아닙니다. 처방전을 아무리 들여다본들 인생이나 생명, 환경, 식습관, 생활 방식이나 근무 형태와 같이 환자 본인의 관점에서 증상을 바라본 조언은 하나도 나와 있지 않습니다.

　저는 오랫동안 정신과 의료와 심리치료 분야에 몸담아 오면서 태어나기 전과 태어난 후에 자연스럽게 몸에 새겨지는 부정적인 낙인Stigma이 그 사람의 질병과 인생을 어떻게 뒤흔드는지 가까이에서 지켜봐 왔습니다. 그 과정에서 '눈에 보이는 독' 뿐만 아니라 '눈에 보이지 않는 독'도 몸에 들어오지 못하도록 막고, 해독해서 배설해야 한다는 중요한 사실을 깨우칠 수 있었습니다.

마지막으로 이 책의 기획안을 흔쾌히 수락하고 1년 반이라는 긴 시간에 걸쳐 여러 번 내용과 글을 수정하는 동안에도 싫은 내색 하나 없이 너그럽게 이해해 준 출판사와 여러 담당자 분들께도 진심으로 감사의 마음을 전합니다.

나가누마 무쓰오

참고문헌

『手の治癒力』, (2018). 山口創, 草思社文庫

『最高の体調』, (2018). 鈴木祐, クロスメディア・パブリッシング

『ある日突然、慢性疲労症候群になりました。』, (2019). ゆらり, 合同出版

『人体　神秘の巨大ネットワーク　臓器たちは語り合う』, (2019). 丸山優二、NHKスペシャル「人体」取材班, NHK出版

『「ポリヴェーガル理論」を読む　からだ・こころ・社会』, (2019). 津田真人, 星和書店

『疲れがとれない原因は副腎が9割』, (2020). 御川安仁, フォレスト出版

『総合診療』, (2020). 医学書院

『子宮頸がんワクチン問題　社会・法・科学』, (2021). メアリー・ホーランド、キム・M・ローゼンバーグ、アイリーン・

イオリオ, みすず書房

　『機能性医学入門　慢性疾患の予防と治療』, (2021). ジェフリー・S・ブランド, アチーブメント出版

　『「いごこち」神経系アプローチ』, (2021). 浅井咲子, 梨の木舎

　『「安心のタネ」の育て方』, (2021). 浅井咲子, 大和出版

　『躁鬱大学　気分の波で悩んでいるのは、あなただけではありません』, (2021). 坂口恭平, 新潮社

　『PRESIDENT』, (2021). 「睡眠革命」

　『日経サイエンス』, (2021). 「機能性神経症状症」

　『ME／CFS(筋痛性脳脊髄炎／慢性疲労症候群) 療養生活の手引き』, (2021). CFS(慢性疲労症候群)支援ネットワーク

　『ストレス脳』, (2022). アンデシュ・ハンセン, 新潮新書

　『小さな町の精神科の名医が教える　メンタルを強くする食習慣』, (2022). 飯塚浩, アチーブメント出版

　『日経サイエンス』, (2022). 「コロナ後遺症」

　『フローチャート　コロナ後遺症　漢方薬』, (2022). 髙尾昌樹、新見正則、和田健太朗, 新興医学出版社

10 DAINO TAMENO TSUKARETA KARADA GA RAKUNI
NARU HON: "ASAOKIRARENAI" "SHUCHUDEKINAI" "YARUKIGADENAI"
JIBUN O SUKU HOHO
written by Mutsuo Naganuma, illustrated by FUSUI

Text copyright © 2023 Mutsuo Naganuma
Illustration copyright © 2023 FUSUI
All rights reserved.
Original Japanese edition published by Seibundo Shinkosha Publishing Co., Ltd.
Korean translation copyright © 2025 by Korean Studies Information Co., Ltd.
This Korean edition is published by arrangement with Seibundo Shinkosha Publishing Co.,
Ltd., Tokyo
in care of Tuttle-Mori Agency, Inc., Tokyo through AMO AGENCY, Korea.

10대도 피곤하다
청소년들의 활력을 위한 셀프케어

초판인쇄 2025년 3월 31일
초판발행 2025년 3월 31일

지은이 나가누마 무쓰오
옮긴이 이은혜
발행인 채종준

출판총괄 박능원
국제업무 채보라
책임편집 구현희 · 김민정
디자인 홍은표
마케팅 문선영
전자책 정담자리
원서편집 아베 구미코 · 오시마 에리노
표지그림 후스이

브랜드 라라
주소 경기도 파주시 회동길 230 (문발동)
투고문의 ksibook1@kstudy.com

발행처 한국학술정보(주)
출판신고 2003년 9월 25일 제406-2003-000012호
인쇄 북토리

ISBN 979-11-7318-149-8 03510

라라는 건강에 관한 도서를 출간하는 한국학술정보(주)의 출판 브랜드입니다.
라라란 '흥겹고 즐거운 삶을 살다'라는 순우리말로,
건강을 최우선의 가치로 두고 행복한 삶을 살자는 의미를 담고 있습니다.
'건강한 삶'에 대한 이정표를 찾을 수 있도록, 더 유익한 책을 만들고자 합니다.

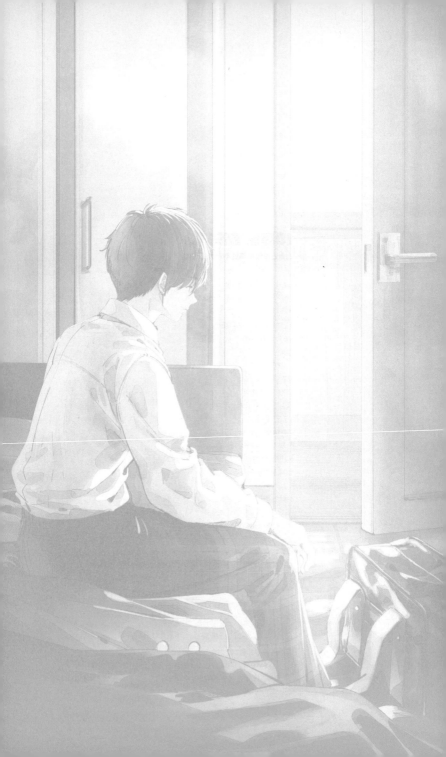